谁动了孩子的健康

아이 몸에 독이 쌓이고 있다

让孩子远离毒素的生活管理

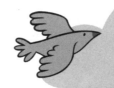

〔韩〕林钟翰 著
王 蓉 译
王 佳

中国妇女出版社

U0391453

图书在版编目（CIP）数据

谁动了孩子的健康：让孩子远离毒素的生活管理 /
（韩）林钟翰著；王蓉，王佳译. —北京：中国妇女出
版社，2015.1
ISBN 978-7-5127-0359-9

Ⅰ.①谁… Ⅱ.①林… ②王… ③王… Ⅲ.①儿童—
保健—基本知识 Ⅳ.①R179

中国版本图书馆CIP数据核字（2014）第242831号

著作权合同登记号 图字：01-2014-3276

谁动了孩子的健康——让孩子远离毒素的生活管理

作　　者：〔韩〕林钟翰 著
译　　者：王 蓉 王 佳 译
责任编辑：王 琳
封面设计：猫座 设计工作室
版式设计：许 可
责任印制：王卫东
出版发行：中国妇女出版社
社　　址：北京东城区史家胡同甲24号　　邮政编码：100010
电　　话：（010）65133160（发行部）　　65133161（邮购）
网　　址：www.womenbooks.com.cn
经　　销：各地新华书店
印　　刷：三河市九洲财鑫印刷有限公司
开　　本：165×235　　1/16
印　　张：16
字　　数：205千字
版　　次：2015年1月第1版
印　　次：2015年1月第1次
书　　号：ISBN 978-7-5127-0359-9
定　　价：35.00元

毒素正在我们孩子的身体里慢慢堆积

现如今，孩子被包围在遭到污染的环境和各种有毒物质之中，面临着各种前所未有的现代疾病的威胁。从过敏、特应性皮炎、哮喘到先天性生殖器官疾病，环境之灾已经深深侵入孩子的身体，其危害之大超出想象。医学界将这种在群体范围内发生的疾病称为流行病（Epidemic）。我们的孩子正不断受这些现代流行病的侵害，而现今的医疗系统和环境污染治理系统却显得无能为力。

展望你我未来的身体状况

把一只青蛙扔进开水里，它因感受到巨大的痛苦而奋力一蹬，跳出水面。但是如果把它放进一盆温水中，然后再逐渐增加水的温度，青蛙就会因无法明显感知这一变化而最终被烫死。当我们在讲到全球变暖现象的严重性时，通常会引用"青蛙效应"这个典故。

如果把这个故事中的青蛙比作人类，温水比作我们生活的世界，温度的变化比作疾病会怎样呢？生病之后我们通常都会马上去医院接受治疗，

1

但是在我们的身体发出不适这一信号之前，换言之，在我们意识到自己生病了这一事实之前需要很长一段时间，就像水温的逐渐变化。一般来说，我们的身体受有毒物质侵害直到生病之前是完全无法察觉的，但是突然有一天我们就会发现自己已身患重疾，甚至是不治之症。

这一悲剧，从人类在妈妈的肚子中卵子和精子相结合完成受精的那一刻开始就上演了。妈妈摄取的食物和吸入的空气通过脐带传递给胎儿，胎儿出生来到外部世界之后，又通过母乳对妈妈给予的营养成分照单全收。幼年时，孩子无法自行选择食物和环境，只能依靠父母的管理和照顾吃饭、呼吸和生活。

累积在身体中的营养成分让孩子茁壮成长，他们长大成人为人父母之后又赋予自己的孩子生命，如此重复着这一过程，生生不息。人类的身体在经历整个生命的过程中会形成并最终完成一套免疫系统。因此，接触有毒物质会给个人、家庭甚至整个社会造成巨大的伤害。

轰然倒塌的身体防护墙

不幸的是，因急速的工业化和城市化以及随之产生的生活方式的变化，有毒物质日益"猖獗"，不断地削弱着人类的免疫系统。人类的免疫力因此不断下降，而相对地，有毒物质却层出不穷。我们的孩子正以一种毫无防备的状态暴露于充满毒素的环境之下。现代医学虽然正在日新月异地耀眼发展，但是从胎儿时期就开始累积的有毒物质仍在不断作恶，造成遗传物质异常，妨碍孩子的正常发育成长，导致各种生活习惯病和癌症。

现在，除了哮喘、过敏等疾病，像糖尿病等生活习惯病也常常出现在孩子身上。为什么孩子会患上这种以成年人为主要对象的生活习惯病呢？

患有隐睾症或尿道下裂等疾病的先天性生殖器畸形的婴儿也在不断增加。甚至有调查结果显示，成年男性的精子数量减少，使得年轻夫妻之间出现不育现象的概率达到15%～20%。而这种现象，无一例外地出现在正经历工业化和城市化的所有国家和城市当中。

另外，我们身体的免疫系统如果无法正常运行，就会使像甲型H1N1流感病毒所引起的流感等新型疾病不断增加。更加雪上加霜的是，对抗生素产生免疫的细菌不断出现，削弱现有治疗系统的效力，带来巨大的危机。人类因感染对多种抗生素免疫的细菌而死亡的事例，不再是假设而是现实。

不仅仅是人类因免疫力下降而变得容易生病，整个生态界的问题其实更加严峻。2010年口蹄疫疫情爆发，导致几百万家畜被活埋，成为一个史无前例的大事件，国家也因此受到了巨大的经济损失。

口蹄疫是一种家畜传染病，因口蹄疫病毒的传播而产生。口蹄疫病毒通过空气依靠30纳米（纳米：1米的十亿分之一）大的核糖核酸（运输脱氧核糖核酸中的遗传信息，并选取合适的氨基酸合成蛋白质的一种长链状分子）病毒进行传播。口蹄疫主要在偶蹄动物，即牛、羊、猪等动物中集体发生。受到感染的动物需要被隔离并接受集体处决。口蹄疫病毒即使只感染了10头动物，它的威胁也没有消失。病毒还弥漫在空气中进行传播，波及范围在陆地上为50千米，海面上达到250千米。此外，口蹄疫病毒和流感病毒一样可能发生异变，传染性和生存力较强，是一种十分可怕的病毒。

家畜在工厂式集体养殖的条件下，对口蹄疫等传染性疾病的抵抗能力非常弱。值得庆幸的是，口蹄疫病毒不会传染到人类身上，但是也不能排除它可能会像禽流感病毒一样发生变异，最终在人与人之间进行传播，因为气候变化引起的异常现象随时会促进新型感染性疾病的出现。

比吸烟危害更大的有毒物质之全盛时代

　　孩子免疫力下降的原因主要有食物的污染、有害化学物质的接触、不良生活习惯、过大的压力以及各种耐性菌和变异病毒的出现等。饮食习惯迅速西化，生活在城市的人口大大增加，过大的压力让人产生疲劳感和无力感。

　　成年人为缓解压力而吸烟喝酒，所以免疫力当然不可避免地不断下降。所有癌症中30％起因于烟，特别是直接接触到烟气的器官，例如口腔、食道和肺。另外，与支气管相关的癌症有90％是吸烟导致的。不仅如此，即使不直接接触烟气的器官部位，吸烟者比不吸烟者的癌症发病率要高出1.5～3倍。吸烟百害而无一利。

　　如果说我们正在不知情的情况下，让自己的孩子吃一些比吸烟危害更大的食物，大家能够相信吗？全家爱吃的各种加工食品，就是用危害不亚于烟的有害化学物质制成的。父母给孩子吃这种食物，就等同于鼓励孩子吸烟。

　　含有反式脂肪和人工着色剂、甜味剂、防腐剂的甜甜的饼干，含有大量味精（Monosodium glutamate，简称MSG）的炸酱面或方便面料包，大肠杆菌泛滥的快餐企业制作的高热量汉堡包，加入焦糖色素制作而成的冰激凌，排放出大量环境激素的即食烹调食品，受到农药的洗礼之后漂洋过海而来的进口水果和蔬菜……

　　含有大量有害物质的食物正在威胁着孩子的健康，但父母却以肉眼看不见有害之物、方便、好吃或孩子喜欢为理由毫不迟疑地让孩子摄取。实际上，这些含有大量化学物质的食物正在将孩子逐渐变成温水里的青蛙。

　　如今，人们已经逐渐认识到化学物质的巨大危害，各国就此做出各种努力，评估市面上流通的各种化学物质的毒性并将其记录下来，同时还努力限制使用毒性得到确定的物质。如果不严格限制含有致癌性和生殖器官毒性的物质，那么我们将难以承担日益加重的疾病负担。最近，毒理学、遗传学、分子生物学、流行病学等各学术界的研究指出，即使不属于遗传物质，仍然存在许多能够遗传至下一代的"表观遗传学"中所提及的因素。父母时代的生活习惯和身体中累积下来的化学物质，可能会给下一代造成负面影响的事实已经得到科学的证实。

孩子生活的环境中也处处隐藏着有毒物质，其危害并不亚于食物所带来的负面影响——电视进行了防染处理，家具和地毯也穿着一层防污剂外衣……食品储存器所使用的塑料也存在问题：为了增加塑料的弹性使用塑化剂，从而能够将塑料做成想要的任何形状。塑料玩具也是因为有聚氯乙烯（PVC）的帮助才能实现百变形态。

原本是为了卫生而清洗身体、衣服或餐具，但这些放在浴室或洗碗槽的各种合成洗涤剂却反过来危害到我们的身体健康。在一件颇为有名的事件中，原本为了消除加湿器中繁殖的细菌使用杀菌剂，最后却让大量产妇和儿童患上肺纤维化症导致肺部硬化而离开人世。

父母的关注守护家人的健康

食物和生活环境中存在各种有毒物质，而我们正身陷其中，甚至达到无法摆脱的地步。有时是因为物质的危害性还未被揭露，有时是因为其危害性还未得以传播和普及，有时是因为没有足够的时间去证实其危害性……种种原因让我们无法应对这些有害物质带来的危险，并长期生活其中。

在资本主义社会，经济效益永远优先于人类的精神和健康。处在这种现实下，生产各种食物和工业产品的企业就更急于最大限度降低生产成本和物流费用，从而增加收益，因此也就不会去考虑其安全性。政府也同样无法在赋予企业经济活动自主性、独立性和国民的安全两者之间坚定立场。

所以到最后，能够守护自身安全的最强力量就源自我们自己。消费者必须变得更加聪明、更加挑剔，才能影响企业和国家的决定。世上没有会鼓励孩子吸烟的父母，也没有父母想要如此。但是消费者的关注越少，世界就越会被像烟这样的有毒化学物质搞得乌烟瘴气。

有毒物质一旦进入身体就会堆积在大脑、肝脏、骨骼、肌肉、精液和母乳中，污染我们的整个身体。世上存在的化学物质总共达10万余种，韩国现在正在使用的化学物质有3.6万余种，重量达到4.325亿吨。不仅如此，每年还会新引进200多种新化学物质。孩子们喜欢的饼干、冰激凌、快餐自然不必多说，就连我们吃喝拉撒睡的空间中都充满了这些有害物质。

本书旨在对这些食品产业、家居产业、制药产业的副产物——化学物质是如何威胁到孩子健康的这一问题进行说明，并提出保护我们的孩子远离这些威胁的具体方法。

希望本书能够促使各界人士在分析威胁人类健康的化学物质以及制定相关对策时，付出更大的努力。如果置之不理，那我们就必然无法给孩子一个健康的未来。

为孩子的身体"解毒"固然重要，但最重要的还是预防，让有毒物质远离我们的身体，这才是守护孩子未来的正道。

林钟翰

2013年5月

目 录 **Contents**

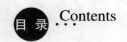
目 录 ．．．Contents

目 录 Contents

　　我们身边隐藏着各种有害化学物质，它们使毒素在我们的身体内慢慢累积。这些有害物质中有一些最近尤为活跃，我将这些处于"全盛时期"的物质进行了一番整理。下表中，前面标有"*"号的是对下一代有害且影响较大的物质，即为了预防"遗传毒性"必须避开的化学物质。

　　其中，我们尤其无法忘记"甲基异噻唑啉酮（MIT，防腐剂）""聚六亚甲基胍（PHMG，纺织品抗菌剂）""寡［2-（2-乙氧基）-乙氧基乙酯］氯化胍（PGH）"是加湿器杀菌剂事件的三大罪魁祸首——"吸入式毒素三剑客"。

胶姆剂	实现炸猪排干脆口感的化学添加剂，主要有瓜尔豆胶、槐豆胶、黄蓍胶等，其中炸猪排主要使用的是瓜尔豆胶。
*谷氨酸钠（MSG，Monosodium glutamate，味精）	该成分通常是做菜时用于提鲜的化学调味料。虽然曾有报告显示，摄取大量的味精会引起头痛、肌肉痉挛、恶心等症状，但是其后的研究表明这之间没有任何关联，从而使这种化学物质的使用限制被解除。2010年，韩国食品药品安全厅（以下简称"食药厅"）发表声明称，这一化学物质没有任何危害。但是，各界对其安全性产生的争论从未停息。

铅	蓄电池、印刷品、壁纸、颜料、电缆护套、锡箔纸、各种合金产品等日常生活中常用的物品都含有铅。铅有可能会使青春期性发育迟缓，对男性可能造成不育或勃起功能障碍，甚至早泄等性功能障碍。对女性而言，如果长期不断地接触铅的话会造成月经不调或者停经、乳腺癌等。
壬基苯酚	这是一种表面活性剂，经常用在衣物布料制作过程中。
亚硝胺	亚硝酸钠和蛋白质结合生成的致癌物质。
二噁英	人类制造的毒性化学物质中危害最大的一种。1克二噁英的毒性足以杀死两个体重50千克的成年人，比氰化钾要毒1000倍。废弃物品和垃圾碎片、金属提炼过程以及香烟烟气、汽车尾气中都含有一定量的二噁英。
邻苯二甲酸二辛酯（DEHP，塑化剂）	邻苯二甲酸二辛酯和己二酸二辛酯（DEHA）是一种扰乱内分泌系统的物质。邻苯二甲酸二辛酯是为了增加塑料柔软程度而添加的无色无味的不溶性物质，一旦被吸收进体内会造成生殖器功能障碍和畸形。
*柴油燃烧颗粒物	这是柴油发动机车辆排放的粉尘，被国际癌症研究机构认定为一级致癌物质，可能引起儿童哮喘、先天性畸形和成长发育障碍。
氡	混凝土、石膏板、石棉等建筑材料中含有的镭在进行核分裂的过程中会产生这种气体。该气体无色无味，长期接触可能会引起肺癌和胃癌。
间苯二酚，对苯二胺	对数十种染色剂的成分进行分析之后发现，所有被检测产品都检测出含有这两种成分。这两种物质会侵入人体皮肤引起过敏或损伤肝脏和神经。因此，怀孕15周之内尽可能不要烫染头发。
甲基异噻唑啉酮（MIT，防腐剂）	低浓度状态下被用于具有抗菌效果的化学防腐剂，通常被用于化妆品或个人卫生用品当中。美国梅奥诊所研究组发表论文称，该物质浓度超过可用基准时会引起皮肤烧伤、细胞膜损伤等副作用。另外，此物质还是加湿器杀菌剂死亡事件的罪魁祸首之一，毒性较强，被吸入体内后会损伤肺部。
三聚氰胺	用于制作透明或半透明的塑料，因其坚固性较好主要被用于桌面或表面有铸型工艺的餐具。
苯甲醇	这是一种毒性可以遗传的防腐剂，经常引起皮肤病。

氢氟酸	去除金属锈的效果显著，在半导体等产业中常用于洗涤。氢氟酸腐蚀性强，接触到皮肤的话可能会引起烧伤。如果被吸收进体内，该物质会和体内的钙结合引起低钙血症，严重时甚至可能导致死亡。
*双酚A	塑料和树脂等含有该物质，是一种被广泛应用的化学物质，会产生环境激素。该物质可能引起胎儿畸形和幼儿成长障碍，因此颇受争议。
*丁基羟基甲苯（BHT，抗氧化剂）	被添加在油脂、黄油、鱼干、腌鱼等产品中的食品添加剂，是一种合成抗氧化剂。现在几乎不被用作食品添加剂，而主要用于餐具或食品包装材料等塑料产品当中。
*邻磺酰苯甲酰亚胺（糖精）	这是合成甜味剂的一种，甜度是白糖的500倍，第一次世界大战之后在全世界范围内被广泛运用。但是，最近食品中主要使用的是低热量甜味剂——阿斯巴甜。
石棉	石棉被广泛使用于像石板等建筑材料中的防火材料、保温材料、绝热材料、绝缘材料等材料里。通过呼吸将其粉末吸入体内之后可能引起肺癌、肺部疾病或膈膜、胸膜恶性肿瘤。
十二烷基硫酸钠（SLS）	该物质能够轻易侵入皮肤，在心脏、肝、肺和大脑中停留5日左右，是一种潜在的危险因素。
*汞（Mercury）	通过鱼类等食品在体内堆积，其毒性主要表现在中枢神经系统上，可能引起胎儿畸形和汞中毒疾病——水俣病，因此要格外注意。
*乙酰舒泛钾（甜味剂）	这是合成甜味剂的一种，甜度是白糖的100～200倍。该物质的使用受到韩国、美国和欧洲等部分国家和地区的许可。
啶虫脒（Acetamiprid）	这是一种杀虫剂，主要用于杀死蚜虫、飞蛾类、桑蓟马等，通常会在进口水果中被检测出来。
阿斯巴甜（天冬甜素）	果汁、碳酸饮料、酸奶、酒类、低脂肪牛奶等几乎所有加工饮料中都会使用这种甜味剂。阿斯巴甜通常在人体内被分解成天冬氨酸（Aspartic acid）、苯基丙氨酸（Phenylalanine）、甲醇（Methanol）之后排出体外，但是患有蛋白质代谢障碍——苯丙酮尿症（Phenylketonuria）的人无法分解苯基丙氨酸，因此不能摄取阿斯巴甜。特别是怀孕过程中，孕妇摄取阿斯巴甜的话，孩子将来患苯丙酮尿症的可能性会增大。

*亚硝酸钠	这是一种着色剂，可以使火腿肠和香肠呈现出鲜红色。过多摄取该物质会导致血管扩张、血红蛋白功能下降等问题。
丙烯酰胺	通常在制作快餐中的炸薯条时使用，也会被放入饼干、谷物、面包等食品当中。国际癌症研究机构将这一物质列为致癌物质。
*亚硫酸钠	这是一种被添加在色拉酱调料中的漂白成分，只要不超过许可摄取量就不会有什么大问题。但是如果过多摄取可能会出现头痛、腹痛、恶心、循环系统障碍、胃黏膜刺激、支气管炎等副作用。对哮喘疾病患者而言甚至可能致死。
*苯甲酸钠	这是一种加工食品防腐剂，主要用于水果、蔬菜、各种饮料、芦荟胶产品、醋腌制产品和蛋黄酱（Mayonnaise）、果酱、人造黄油（Margarine）等食品当中，有可能引起眼睛、黏膜刺激和畸形儿。跟其他辅助调料相较而言，该物质每日摄取量较低（0.0～5.0mg/kg bw）就不会有问题，因此要特别注意不要过量。
铝	铝的结合力较强，和铁元素的性质十分相似，进入人体后会取而代之。如果在体内堆积的话会引起贫血和眩晕症，也会因神经系统异常导致手脚发抖，还可能导致骨软化症。
*寡［2-（2-乙氧基）-乙氧基乙酯］氯化胍（PGH）	寡［2-（2-乙氧基）-乙氧基乙酯］氯化胍和甲基异噻唑啉酮（MIT）、聚六亚甲基胍（PHMG）一起成为加湿器杀菌剂死亡事件的主因。该物质具有较强的抗菌效果，可通过呼吸进入人体。少量该物质也能引起严重的副作用，因此必须禁止使用。
磷酸盐	大量摄取该物质的话，会因维持恒常性本能而通过小便促进磷酸分泌。在这一过程中为了调节钙质和磷的代谢，甲状旁腺激素不断增加，最终可能会导致骨质疏松。
乙酸乙酯	这是一种迷幻剂，对青少年来说尤为有害。接触这一物质会对皮肤、鼻子、喉咙等产生刺激，引起皮肤炎，此外还有麻痹的副作用。乙酸丁酯（Butyl acetate）则主要被用于飞机涂料的原料。
镉	扰乱激素分泌，已被列入黑名单。
*咖啡因	中毒性强，儿童或青少年如果大量摄取该物质会妨碍骨骼的生长，导致骨质疏松和过敏性大肠综合征。

毒死蜱（氯蜱硫磷）	这是一种对人类有害的杀虫剂成分。学校或公寓等地用作消毒剂而进行喷洒的杀虫剂都含有这一成分。这一物质对神经系统会产生影响，可能引起癌症、呼吸困难、先天性障碍、遗传基因异常等问题。
*焦糖色素红40号	这是从煤炭中提取出来的人工着色剂、人工添加剂，围绕其安全性进行的争论从未停止过。
甲苯	这是一种致癌物质。在涂抹着低密度聚乙烯的纸杯中倒入热水之后会产生毒性物质甲苯。摄取这两种物质之后可能产生忧郁症、烦躁症、神经障碍、肝和精神异常等。
*对羟基苯甲酸类	这是一种和女性激素起相似作用的环境激素，被广泛应用于除臭剂、止汗剂、芳香剂、化妆品等产品中作为防腐剂。其中羟苯异丁酯（Isobutylparaben）是为了保持医药品制剂长期不变质而添加的物质，和自闭症的产生息息相关。
全氟辛酸（PFOA）	这是一种致癌物质，对于孕妇而言十分危险，可能会引起流产。虽然这一物质对人体所产生的影响还未得到明确公开，但是在动物实验中，该物质导致老鼠产下畸形儿，且肝功能也呈现下降的趋势。
聚氯乙烯（PVC）	聚氯乙烯是塑料的主要成分，可能扰乱内分泌系统，妨碍成长发育、生殖以及免疫力的功能。最新研究表明，塑料会排放出各种重金属、化学物质和环境激素，可能会加重特应性皮炎和过敏性疾病。
聚丙烯	合成丙烯之后获得的热塑性树脂。被用于包装用胶带、衣服、地毯、被子、坐垫、保温杯、一次性用品、玩具和工业用部件等。
聚乙烯	一次性用品的主要成分，虽然被证实可放在微波炉加热一次，但是反复使用的情况下无法保障其安全性。
*聚六亚甲基胍（PHMG，纺织品抗菌剂）	抗菌效果较好，被用于化学防腐剂和洗涤剂。这一物质引进韩国之后被广泛用于加湿器杀菌剂当中，它的毒性通过呼吸进入人体，产生了大量受害者。

邻苯二甲酸酯	用于软化塑料的塑化剂当中，玩具、壁纸、塑料用品等经常含有该物质。同时其也被加在洗面奶中用于散发香气。它是一种具代表性的环境激素，可能引起遗传基因异常，因此对孩子而言是致命的。对女性而言，这一物质可能引起子宫内膜异位症和乳腺癌，对男性而言可能导致精子数量减少，成为不育的起因。
合成表面活性剂	长时间接触这一物质会引起神经障碍，降低免疫力，导致过敏、哮喘、鼻炎等疾病。
合成雌性激素	服用了合成雌性激素——安胎剂药物的孕妇诞下的下一代，曾出现不孕和阴茎发育不良的现象。

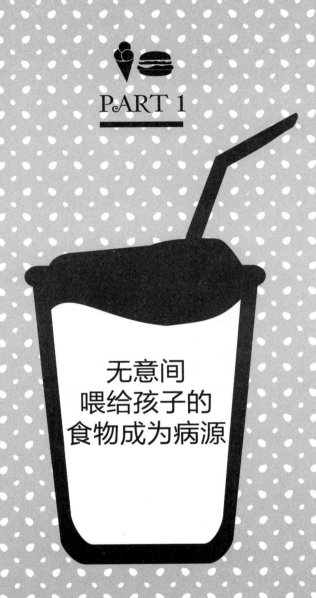

PART 1

无意间
喂给孩子的
食物成为病源

为了孩子的健康，
改变家中的饮食习惯

有一天，我受朋友之邀去他家吃晚饭，正好他那天收到了一个很大的快递箱子。

"让我们一起来看看今天有些什么好吃的吧！"

朋友的家人就像期待已久一般全都蜂拥跑到玄关处，带着一脸的期待打开了箱子。到底是什么东西让大家全都因一个快递箱子而感到如此高兴呢？满怀好奇的我也参与了进去。一打开箱子，鸡蛋、豆腐、苏子叶咸菜、菠菜、腌大白菜、小萝卜、蘑菇等各色食材顿时映入眼帘。这些正是当地及附近的农村生产的绿色有机食品。

朋友家每周都会像这样收到一箱从山里寄出来的食品包裹。虽然食品种类每次只是略有不同，但是没有除草剂的环保绿色食品，能够让朋友一家人享受到健康的饮食生活，而且食品直接来源于农家，不需要经过中间的运输环节。

那天的晚饭就是用快递送来的各种食材准备的。铺开一张腌制得刚刚好的苏子叶咸菜，放在刚做好的新鲜米饭上，再放上用天然卤汁做成的生豆腐和炒过的泡菜，最后加上布满虫洞的低农药菠菜，让人不禁产生一种愉悦的满足感和不断变健康的感觉。

每次听到关于食物的可怕新闻都让我对身边的食物产生巨大怀疑，到底有什么是能够放心食用的呢？动不动就因为在食物中检测出致癌物质、环境激素、农药等物质导致产品回收，我们所听到的也尽是食物中混入了人类不能食用的奇怪物质，或者因为管理疏忽而导致各种病菌滋生的消息，所以会产生这种问题也是理所当然的。在一些揭露生活现实的电视节目中，每星期都会挖掘一些关于食物的冲击性事实，但是这种事实揭露得过于泛滥反而让人们对这种冲击变得麻木，"要是这么说的话世界上就没有能放心吃的东西了，还是不要管了"——让人们产生逃避心理。就连深知健康饮食的重要性、身为医生的我在面对这种现实之时，也不禁开始掩耳盗铃，可见我们的世界变化之快着实让人措手不及。

不过，越是在这种时候我们就越要坚定自己的决心，时时刻刻努力思考并寻找答案，弄清楚要想让自己的家人健康幸福，什么才是最重要的。食物的重要性再怎么强调也不为过。病从口入，饮食直接影响我们的健康，影响孩子的人生和身体发育。因此，就食物来说，我们的态度一定要极为挑剔。要想成为挑剔、细心、眼明的父母，最重要的就是唤醒孩子已经变得迟钝麻木的神经。

生活在现代的人们，总是满怀信心地认为自己对世上有多少危险食物了若指掌。但是就在我们自恃"博学多才"的同时，却不断有各种新冒出来的有害食物被科学揭开真面目。更为讽刺的是，曾经被认为无害而被使用至今的大部分化学物质，在科学研究证实其危害性之后，现代人仍然为了图方便，而不断开发新的加工法来坚持使用。另外，运输的发展促使越来越多的进口食品流入，各种农药和病菌也都随之袭来。

    每个月都从山里收到一次有机农产品的朋友一家人，正是为了在遍地都是有害食物的环境中，找到一个避身的办法而不断努力至今。虽然说在大量栽种蔬菜或谷物的农家中农药的使用不可避免，但是他们并没有与这种现实妥协，而是选择了积极利用一些社会性企业，与那些不使用农药、虽然生产效率较低但是有机环保的农家联手，通过这种城市与农村之间一对一的联系来满足自身需求。

    近来，韩国这种将城市与农村联系起来，为城市人提供安全健康食品的社会性企业或生活协作会（以下简称"生协会"）渐渐活跃起来。它们在接受消费者出资后，为其寻找一些健康的生产商家，从而进行安全交易。

    这些企业或组织的活动之所以日益活跃，其原因说不定就在于现代人对有害食品产生的危机感。不想再放任有害食品的层出不穷、想要站出来凭自己的力量寻找健康安全的食物，这种意志正在一点一点不断改变着我们的食物环境。我们开始对方便、刺激、外表华丽的食物产生警惕和质疑意识，不断获取这方面的正确信息，为家人赶走餐桌上的有毒食物。

    虽然有点儿麻烦和辛苦，但是对食物相关信息的一点点关注和实践就有可能彻底改变孩子的未来。社会性企业或生协会的存在只是眼下寻找健康食物的一种权宜之计，但是如果消费者能够更加积极地关注并加以实践的话，未来总有一天，这种消费和流通模式会变成我们视为理所当然的日常生活中的一部分。

不为商业伎俩所骗的父母
才能守护孩子健康

面对被包在绚烂包装中的加工食品，我们总是
为不知道该选哪一个而犹豫不决。最后，我们通常
都会选择那些有名品牌的产品、特价产品和广告语
最具说服力的产品。

1965年，美国佛罗里达大学的科学家为了帮助运动选手更容易摄取水
分，开发出了离子饮料（也叫电解质饮料）。离子饮料在1987年首次被引
进韩国，从此获得爆发性人气，并逐渐成为一种大众饮料。

最近，某食品公司打出"连孩子都能放心饮用的离子饮料"的广告
语，推出一款粉末型产品，宣传称其为可随时随地泡在奶瓶中喂给宝宝
喝的饮料。有助于水分摄取的离子饮料居然连孩子都能放心饮用，这让我
们感到的确像那么回事，但是事实上这一产品中却含有食品添加剂——味
精。建议用含有化学调味料的离子饮料，来替代水喂给孩子的做法究竟是
否安全呢？目前生产商和食药厅、地方自治团体各执己见，正在就这一产

品的有害性和无害性展开讨论。

味精是否对人体有害？这一问题还有待商榷。但是，对于饮料安全无害到能够让孩子放心饮用的可能性，以目前的情形来言，我实在不敢苟同。

饮料中的化学调料

每次逛超市或便利店时，父母总是会为如何挑选出对孩子身体有益的饮料而伤透脑筋，但是孩子却很快找到自己喜欢的——一些印有彩色人物图案的、甜甜的儿童饮料。这种选择的差异，常常会使父母和孩子之间产生巨大分歧，甚至有时还会引起一场"战争"。

而最终的结果，我们有可能会选择那些标榜比有害的碳酸饮料更有利于身体健康的离子饮料或大麦茶饮料，或者是广告中说含有维生素的一些水果饮料。其实，那种装在塑料瓶子和罐子里的饮料，无论被吹嘘得如何以人自身的健康至上，只要不是自己家里煮的大麦茶或自己榨的果汁，大部分情况下都会对身体造成一定伤害。这就是加工食品中不可避免的食品添加剂所带来的影响。

食品添加剂是为了让食物散发出诱惑性香气、看起来色彩鲜艳秀色可餐、吃起来甜甜的且让人沉迷其中的化学物质。为了加长食品的有效期，在制作几乎所有的加工食品过程中都需要使用该物质。孩子喜欢的碳酸饮料不必多说，还有饼干、冰激凌、糖果、香肠等食品中不可缺少的就是食品添加剂。用于调味的调味剂、用于防止腐坏增加保存时间的防腐剂、用于防止脂肪腐烂和食物变色的防氧化剂、用于脱色的漂白剂、用于消除微生物的杀菌剂、用于加强味道和香气的香味增强剂、用于发面的膨松剂……在韩国允许使用的食品添加剂足足有四百多种，这还仅仅是排除了一千八百多种可食用香料之后的数据。

现在对食品添加剂危害性的警告越来越多，但是加工食品已经深深侵入我们的日常生活，这使我们在面临加工食品的大洪流时偶尔也会迷失方向——犹豫不定、徘徊不前。

无声的致癌凶手

一下子就能把包装剥掉，让孩子方便地拿在手里食用的儿童香肠是孩子疯狂喜爱的零食之一。但是几年前某食品公司曾经将市场上流通的儿童香肠全数回收，采取了自发性产品召回措施。这一事件是由火腿或香肠制作过程中添加进去的亚硝酸钠引起的。过多摄取亚硝酸钠会造成血管扩张、血红蛋白功能下降等问题。这种化学物质吃进身体里之后，会与身体中的蛋白质相结合转变成名为亚硝胺的致癌物质。

出现这一食品安全问题的原因，是因为厂家为了让产品呈现出鲜红色而使用亚硝酸钠。虽然不知道呈象牙色的儿童香肠能否幸免，但通常为了让产品呈现出与肉类相似的颜色，亚硝酸钠是绝对不可避免要使用的。

谁都知道方便面是对健康无益的食品，但是人们仍然一如既往、执迷不悟地热爱着它。2012年10月，韩国方便面销售排行榜上长期占据前几名的品牌产品被检测出含有一级致癌物质苯并芘，这一事件引起极大轰动。虽然生产商和食药厅解释称被检测出的苯并芘含量并未达到致癌标准值，但是与其他公司的产品相比较来看，其含量仍然是不可忽视的。这一消息一经扩散，海外大型超市也撤销了该产品的销售，最终食药厅向这一产品的制造商下达了产品回收令。

被检测出的苯并芘并不是存在于某一种方便面里，而是存在于所有方便面的调料包中调节味道所用的原材料——柴鱼片中，所以接受这一原材料的其他公司的产品中也被检测出了苯并芘。对于致癌物质，政府卫生部门虽然声称要进行彻底监督，但是随着管理的日渐疏忽，我们还是无法摆脱这些有害物质。

此外，每袋方便面中的钠含量为1900毫克，达到了人类每天所需量的95％。过多地摄取钠会腐蚀胃壁、刺激胃黏膜。这种状态如果长期反复，会导致胃病的产生。

加工而成的咸味，被掩藏的真相

吃得咸对身体不好，这是所有人都知道的常识。但是，要让喜爱吃发酵食品的韩国人做到远离咸味，绝对不是件容易的事情。对于钠的过分摄取问题所产生的忧虑很早以前就被提出，但是由于韩国的食物当中主要都是由发酵的酱类食品来调咸味的，所以韩国人民心中都存在着对于韩国食物中的咸味问题不大的安心和放心。

可问题也就出现在这里。目前市场上销售的各种加工酱大多都不让人省心。例如，正常的情况下，酱油是由大豆、麦子、盐和酵母制作成的，其中酵母的酵素将大豆和麦子中的蛋白质分解成氨基酸，将淀粉转变成糖分，所以我们才会觉得吃到的酱油有甜甜的感觉。但是市场上卖的有些酿制酱油却与此不同，这种酱油通常是使用盐酸在已去除油脂的脱脂大豆中提炼出成为酱油味道根源的氨基酸，再用化学调味料味精调制出甜味，然后往里面添入增稠剂、焦糖色素和防腐剂等物质，最后制造出酱油该有的黏性状态和颜色。

辣椒酱和大豆酱也同样使用这种脱脂大豆。传统大豆酱中豆酱饼和天日盐（指韩国、日本、中国等国家对用日晒的方法从海水中提取的食盐的称呼）大概是以7∶3的比例进行混合，但是市场上卖的产品中大豆的比率还不到50%，取而代之的是面粉和添加物。辣椒酱的所有成分中，糖分的含量平均达27%，钠含量则是每20克中含500毫克。

那么，酱类中不是盐的钠元素是否安全呢？现在的盐通常都不是天然盐，而是精制的工业用氯化钠，即精制盐。矿物质丰富的天日盐有助于调节血压、维持电解质的浓度、改善免疫力。但是精制盐在去除杂质的过程中矿物质成分也一并被清除，以致造成营养方面的欠缺。盐摄取量的增加会使血管收缩从而造成高血压，此外还会让钙质随着小便排出体外，造成骨质疏松或肾结石等问题。

甜甜的毒品——糖

哈佛大学公共卫生学院的研究人员，以波士顿某所公立学校在校生为对象，进行了碳酸饮料摄取和暴力的关联性问卷调查。调查结果显示，每周饮用5罐以上含糖碳酸饮料的学生，比饮用数量少于该数的学生更具有暴力倾向，其做出暴力行为的可能性要比后者高出15%。

糖不仅仅会伤害牙齿或造成肥胖，它的危害远多于此。特别是加工食品中含有的糖分会引起各种复杂的问题。在碳酸饮料中，糖分的存在常常伴有磷酸、咖啡因，所以会导致钙质随着小便排出体外。青少年时期经常饮用碳酸饮料会引起孩子在生长发育方面的问题，最终威胁到孩子的身体健康。而对中年男性来说，过多的果糖摄取甚至可能诱发痛风。

孩子们喜欢的饼干主要是用油烤制而成，所以不仅维生素和矿物质含量少，还含有大量的饱和脂肪、反式脂肪、糖、钠等人工添加剂。不仅如此，孩子一旦对饼干的甜味上瘾，就会逐渐变得没有胃口、不好好吃饭，最后因碳水化合物中毒而面临小儿肥胖的危险。

适量摄取糖分可以为没有食欲、体力较差的孩子供给葡萄糖，帮助他们恢复元气，效果较佳。但是过分的糖分摄取则会带来小儿肥胖、糖尿病和低血糖症。出现低血糖症时，我们的身体会为了恢复血糖值而分泌肾上腺激素，而肾上腺激素如果分泌过多，则会导致注意力不集中和暴力倾向，这将会对孩子性格的形成造成负面影响。事实上，有研究显示，持续一个月、不间断地给老鼠喂糖之后停止这一行为，老鼠表现出与戒断毒品相似的症状和行动。这一发现引起一时轰动。

16世纪的毒性学者帕拉塞尔苏斯（Paracelsus）曾说："所有的物质都是毒，世上没有无毒的东西，物质的量决定它最终成为毒还是药。"意指无论是对身体多么有益的东西，如果不能调节适当的摄取量，也可能对身体造成伤害。

TIP 减少加工食品有害物质的方法

● —— 为了让我们的身体免于受加工食品的各种有害物质所害，虽然重要的是食品制造企业能够秉着良心生产出健康的食品，但是要实现这个梦想实属不易。如此说来，除了让消费者更加细心、更加明智，我们也别无他法了。我们在选购食品的时候切记不要被品牌或广告语蒙蔽双眼，而是要认真阅读商品包装上标记的成分，确认有没有味精、亚硝酸盐、焦糖色素、苯并芘等有害物质。

● —— 尽量远离火腿肠、香肠、饼干、罐头等加工食品。另外，虽然可能会比较麻烦，但是我们最好还是使用黄豆、辣椒和天日盐直接在家里制作辣椒酱或大豆酱，这样的话就能够多少避免接触一些化学调味料。如果孩子没有办法彻底戒掉喜欢的火腿肠或香肠，那么最好不要在火上烤或放在油里炸它们，把它们放在水里加热一下就能够减少亚硝酸盐。

● —— 方便面最好不要吃，但是如果不可避免地要吃一两次的话，最好在里面放些蔬菜或鸡蛋一起吃，因为这样能够补充不足的蛋白质和维生素。另外，在开水里将面煮一遍之后倒掉水，然后在其他的锅里煮，这样就能大大减少防腐剂等有害物质，还能降低热量。

● —— 至于盐和糖的问题则在于其摄取量。根据摄取量的不同，盐和糖既可能成为药也可能成为毒。我们最好要控制一天的糖、盐摄取量，尽可能不超过建议摄取量。我们要分阶段进行调节，不断将饮食转变成低盐低糖的模式。

02

我们给孩子吃的是垃圾吗

妈妈偶尔也会因快餐的诱惑动摇：快餐不仅又
快又方便，而且还包含甜甜的酱料、蔬菜和肉，吃
一点儿也没有关系吧？

2009年10月9日，《纽约时报》上登载了一篇报道，是关于一个感染了
O157：H7大肠菌的受害者——22岁的美国人史蒂芬妮·史密斯的故事。史
密斯在吃了感染了O157：H7大肠菌的汉堡包之后，下半身麻痹。这是由一
个汉堡包引起的以生命为赌注的赌博。美国全体人民都购买食用的抗生素
中，70%都被使用在工厂式畜牧业形式下的动物饲养中。在这一过程中，
产生耐药性的细菌最近也渐渐开始感染到人类的身上。免疫力越弱的孩子
成为变异细菌受害者的概率就越高。现今社会已经进入一个连汉堡包都不
能放心食用的时代了。

一场冒着生命危险的试验

纪录片导演摩根·斯普尔洛克（Morgan Spurlock）为了验证快餐的危害，决定把自己当成实验对象，进行了一场勇敢的挑战，即整整一个月的时间内一日三餐全都只吃某品牌快餐食品，同时记录下自己身体状态的变化。这一开头十分愉快的实验，逐渐变成了一个万分危险的生命实验。因为汉堡包等快餐食品是油脂和钠含量十分高的食物，所以一周之内他的体重就增加了5千克，同时还伴有无力症和忧郁症。一个月之后，他的体重最终增加了12千克，此外他还患上了性功能障碍和肝病。不仅如此，他的体内胆固醇和钠含量数值飞涨，并产生了呼吸困难的症状。医生甚至警告说，如果继续实验有可能会导致死亡。斯普尔洛克导演花了整整一年零两个月才恢复以往的健康状态。

2004年，引起人们对快餐产生警觉之心的这一实验，被制成名为《超码的我》的纪录片，在社会上引起巨大的反响。

快餐，顾名思义，为了吃起来又快又方便而制作的食物。要想快熟且吃起来简单方便，事先不将食物的一部分进行加工是不可能的。在加工的过程中，我们又再一次接触到大量的食品添加剂。不久前曾曝出一张经历数年时间仍未腐败的汉堡包的照片，这一事件给人们带来较大冲击。我们甚至难以想象到底那个汉堡包中放入了多少防腐剂。

不仅如此，汉堡包的热量也是十分惊人的。双层奶酪汉堡的热量约为4479千焦，成年人一天建议吸收的热量为8372～10465千焦，这么算来，一个汉堡包的热量就占了一天建议吸收热量的一半，这真可谓是"汉堡炸弹"了。而这仅仅是一个汉堡包的热量而已，事实上，我们在吃汉堡包的时候，为了缓解干涩的口感通常还会喝可乐，并伴着炸薯条一起吃。一杯可乐的热量约为418千焦，一份炸薯条的热量约为1884千焦，所以当我们用一份汉堡套餐来替代正餐时，就等于一顿足足吸收了大约6781千焦的热量。

每个土豆本来的热量大约是393千焦，但是当土豆被放进油里炸的那一瞬间，它就会变成热量高出其本身4倍的高热量食品。而且油炸的过程还会生成一种叫作丙烯酰胺的致癌物质，所以我们在吃炸薯条的瞬间不仅会吸收进惊人的热量，同时还可能会让我们患上可怕的疾病。

只要想到快餐的制作方式，即主要对加工食品进行再加热或炸制，我们就能够轻易联想到快餐对我们身体可能造成的不良影响。全世界每年有超过280万人因患与肥胖相关的疾病而死，世界人口的三分之二则承受着体重超重的痛苦。特别是被称为快餐帝国的美国，成年人的60%、6～11岁孩童的20%都处于身体肥胖的状态，和30年前相比，这一数值足足增长了3倍以上。

这是食物吗

麦当劳公司曾经终止使用添加在汉堡包中的"粉色黏液"—— 一种看似粉红色的黏性液体。而这种粉红色的黏液，其实是牛肉和脂肪分离之后剩下的渣滓与氨盐基氢氧化物混合而成的，目的是为了防止细菌的增殖。问题是，氨盐基氢氧化物是使用在肥料或清洁用洗涤剂中的化学物质。

快餐中除了粉色黏液，还添加有许多其他消费者不太熟悉的化学物质。据说，如果想要从甲壳虫表壳中提炼出1千克红色着色物质——胭脂红（Carmine）色素就需要杀死7万只甲壳虫。一小块含有837～921千焦热量的炸鸡长期放置在空气当中，或者在被使用过多次的"酸败食用油"中炸过之后，其中能够引起心脏疾病的反式脂肪含量将会增加，从而更加危害孩子的健康。

快餐中的炸薯条中含有的丙烯酰胺，也是我们应当格外注意的化学物质。碳水化合物等糖类含量较高的食物和属于氨基酸的天冬酰胺，在高温的条件下进行结合时会产生丙烯酰胺，该物质被国际癌症研究机构公开归类为致癌可能性较高的人体致癌物质。

麦当劳、雀巢、嘉宝、亨氏、家乐氏、菲多利等世界性企业承诺不在欧洲、美国、中国香港等地使用转基因农产品，在韩国却没有采取任何禁用措施或做出任何标示。这正是问题所在。像食用油这类不会留下原料形体的加工食品，并没有标示使用过转基因农产品这一事实的义务，但是大多数韩国快餐企业使用的就是这种食用油。孩子喜爱的汉堡包、比萨、炸鸡、炸薯条等大部分用的都是这种由转基因农作物榨出的油。

与垃圾食品的战争

你孩子的寿命将比你短10年，其原因在于我们为孩子创造的饮食环境……因肥胖而产生的医疗费用支出大大高于因吸烟产生的费用。肥胖在美国医疗保险支出的原因中占据10%，每年其保险费用达1500亿美元，10年后这一数值还将上升至现在的10倍……我的愿望是在各位的帮助下让所有人进行强力持久的运动，对所有的孩子进行饮食方面的教育，让所有的家庭重新开始亲手做饭，让大家都参与到这场与肥胖的战争中来。

——杰米·奥利弗在TED大会上进行的关于"教会孩子如何饮食"的演讲

瑞典斯德哥尔摩大学研究组进行了一项实验，在9个月的时间内持续喂老鼠吃甜味较强且十分油腻的食物。这一实验的结果是，老鼠的大脑开始出现和早期老年痴呆症相类似的蛋白质变异现象。此外，澳大利亚阿德莱德大学也作了一番相关研究，得出喜欢油炸食品的孩子比不喜欢这类食品的孩子智商更低这一研究结论。

2005年9月，英国劳动党禁止在小学食堂里为孩子提供汉堡包、糖、巧克力等食品，为此还制定了《儿童食品法案》（*Children's Food Bill*）。甚至还在同时制定出，每100克食物中如果脂肪超过20克、糖分超过12.5克、盐超过1.5克的标准，就必须用红色字体在食物包装上标注的"食品红绿灯制度"。

在此之后，冰岛也对儿童广告做出了相关规定，要求垃圾食品广告必须义务性地加入警告性的信息；中国台湾从2011年开始提出了对垃圾食品收税的方案；新西兰在全民范围内实行了减肥项目，其中的一个环节就是在学生父母和食品公司的合作之下将垃圾食品驱逐出校；被称为福利之国的瑞典则直接明文禁止商家利用童心来做市场宣传，并规定在儿童节目的时间段不能插播任何快餐广告。

在实施这些措施之前，全世界各大快餐公司的市场营销部根据孩子的喜好，制造出各类以动画片主人公为主角的广告，并将这些广告集中在孩子收看卡通片的时间段播出，诱导孩子自然而然地和快餐变得亲近起来。回想起我们在儿童时代喜欢的那些卡通人物，在我们长大后的今天都依然记忆犹新。而利用这一战略来作为市场营销手段，其对我们的孩子产生的作用与影响不言而喻。

了解垃圾食品坏处的权利

世界卫生组织（WHO）提出"小时候肥胖的孩子长大后仍然肥胖的可

能性较高，且患生活习惯疾病的风险更大"，并将儿童肥胖称为21世纪的新型传染病。批判家还将肥胖说成是"隐形的凶手"。

过去10年间，韩国小学生的肥胖率增加了3倍以上，肥胖者的数量达到全体小学生数量的35.6%。这一可怕事实的导火线正是垃圾食品。韩国也开始认识到垃圾食品的严重危害，并为保护毫无防备的孩子不断努力，既制定了各中小学校中饮料自动贩卖机的装置规定，同时还制定了相关应对方针，如规定下午5点到7点的时间内禁止播放垃圾食品广告等。

但是，在食品包装上明确标记出垃圾食品是高热量、低营养食品的"垃圾食品标记制度"，因受到食品制造企业的反对而至今未能实行。食品相关政策总是在"产业"的经济层面和"健康"这一公益性层面之间进退两难，因此很难达成全社会的统一。而也正因为如此，为了让这些政策能够早日得以确立和实施，我们需要更多学生父母的关注和积极参与，吸取一些积极的意见和建议。这不仅仅是为了眼下孩子的健康，也是为了让孩子有一个更加健康美好的未来、能够在未来与他人共存而做出的努力。

尽最大的努力远离快餐

●——— 添加有丙烯酰胺的加工食品中，孩子最容易接触到的有饼干、麦片、小点心、面包等。这些食品大部分都采用烤或炸的制作方式。为了避开致癌物质，我们最好食用在低于120℃条件下制作的食物。

●——— 快餐最好不要吃。但是从孩子上小学的那一刻起，父母就再难以完全控制孩子的饮食。在和同龄孩子之间产生关联、建立社会关系的过程中，父母也实在无法不分青红皂白地禁止孩子接触快餐。如果不可避免要吃快餐，饮料方面最好用水或者果汁来代替可乐，而且最好是远离包含油炸食品的套餐。

●——— 使用安全健康的食材，亲手制作一些孩子喜欢吃的零食，让孩子习惯健康零食的口味也是一个不错的办法。这样不仅可以让孩子吃得开心，还可以避免孩子接触化学调味料，真可谓一举两得。例如，我们可以做一些中间夹了豆腐馅的豆腐汉堡来取代传统汉堡，用放入马苏里拉奶酪后做成的海鲜混合煎饼来代替比萨，用放入蒜酱的炸鸡来代替传统炸鸡，用橄榄油和新鲜西红柿制作而成的意大利面来代替传统意大利面，把米饭团成圆形后制作而成的饭团来代替方便饭团，用土豆饼或煎土豆来代替炸薯条……网络上记载了各种各样、五花八门、简单又好吃的零食菜谱，我们都可以加以借鉴。

03

不吃冰激凌的冰激凌家族

以31种风味为傲的世界级冰激凌公司，到底对我们的孩子来说是福是祸呢？冰激凌公司老板比谁都更了解冰激凌的真正面目，也因此他的儿子知道这一问题的正确答案。

我有时会产生这样的想法，生命的延长意味着我们死去的过程被拉得更长。虽然我们的寿命的确被延长了，但是这并不等于我们维持健康生活的时间变长了。

——《约翰·罗宾斯的饮食革命》

著名冰激凌品牌芭斯罗缤（Baskin Robins）以31种不同口味的冰激凌闻名世界，但是该品牌的合伙创业人之一欧文·罗宾斯的儿子，约翰·罗宾斯却不吃冰激凌。另一位合伙人伯特·巴金斯1945年创建公司之后，1967年因心脏病去世，去世时他的体重达到了近100公斤。

面对伯特·巴金斯的死亡,约翰·罗宾斯说:"虽然冰激凌并不是直接的致死原因,但却是最重要的原因。"当时,欧文·罗宾斯也身体欠安,胆固醇数值达到300毫克/分升,面临着高血压、糖尿病并发症引起的失眠和坏疽症等危险。约翰奉劝身体状态不佳的父亲不要再吃冰激凌。欧文·罗宾斯听了儿子的劝告,并开始改善饮食习惯,最后才得享长寿。

因为鲜艳,所以危险

2006年,韩国社会各界就人工色素对人体的危害性进行了辩论。也正是因为这场辩论让大多数食品企业开始使用天然色素代替人工色素。但是只有芭斯罗缤仍然执着于人工色素,遭到广大消费者的强烈抗议,而芭斯罗缤对此拒绝做出任何公开说明,使得这场辩论愈演愈烈。

随之,某民间组织团体自告奋勇地亲自对芭斯罗缤冰激凌中是否含有人工色素进行检测,结果在其中一种冰激凌中检测出人工色素焦糖色素红40号。焦糖色素由于是从煤炭中提取出来的着色材料,所以引起社会各界持续不断地就其安全性展开辩论。焦糖色素的种类中有的可能引起过敏反应和具有致癌性,有的可能引发注意力缺陷多动障碍(Attention-deficit Hyperactivity Disorder,简称ADHD),所以一直以来全世界都对此争议不断。

虽然我有机会成为像父亲那样的富翁,但是我拒绝了这个机会。我对父亲说,我不要信托基金,也不想继承财产,更不想靠父亲的财富生活,我希望自己能够追求自己的价值,并依此而活。我期望发现自己所拥有的力量和属于我自己的人生道路。我将跟随我内心的感觉和声音前行,虽然不知道结果会如何。

就像在采访中坦言的那样，约翰·罗宾斯放弃继承父亲的世界性大企业，献身于环境运动、食品安全运动、动物保护运动。他建立了倡导选择健康饮食菜单和保护环境的非营利机构——"拯救地球"（Earth Save International）和"青年环境保护协会"（Youth for Environmental Sanity，简称YES），不断开展食用有机蔬菜运动、反人工色素运动等。

在反人工色素运动的一个环节中，约翰·罗宾斯毫不犹豫地与自己差点儿继承的芭斯罗缤抗争。他周游美国全境，向人们讲述冰激凌的危害性。他说："冰激凌不是对身体有益的食品。冰激凌里的饱和脂肪含量较高，会增加身体的胆固醇数值，引起心绞痛等心脏疾病和心脏停搏。"他还坦白自己"不想卖会危害到人们健康的冰激凌"。

约翰在所著书籍《约翰·罗宾斯的饮食革命》中提到各种有害的食物和冰激凌的致命危害性。如此活跃地进行各种活动的他在1994年获得了专门授予环保运动家的蕾切尔·卡森奖。

忘记第32种味道

约翰·罗宾斯说："人们在购买食物之前应该先弄清楚其中含有什么样的成分。"他总是强调，了解什么是健康的食物，才能守护我们的身体健康。美国消费者权益保护机构——公共利益科学中心（CSPI）也积极参与到敦促冰激凌公司公开产品营养成分的活动当中。

现在美国超市里的食品有三分之二都是转基因食品。因为没有明显的标记，所以人们都是在不知情的状态下购买及食用，也就是说人们根本不知道这些食品将带来的危害。

约翰·罗宾斯主张制定相关政策，要求将食品中的所有物质的准确信息都进行明确标示，同时强调食品制造企业必须增强自身责任感，优先考虑食用自己所贩卖食物的消费者的安全。

约翰·罗宾斯拒绝接受每年收益达近12兆美元的公司的继承权，在旧金山的一栋小房子里与各大型企业展开斗争。他亲手耕种，吃的是完全不使用农药的有机蔬菜。他不仅不吃肉，连乳制品也拒绝食用。

"不去开发芭斯罗缤冰激凌的第32种味道，而致力于追求人类与动物健康生活的方法"，这样的约翰·罗宾斯给已经习惯于人为性便利和人工甜味的现代人当头一棒。

TIP 自制冰激凌和思慕雪的方法

●———— 无条件地阻止孩子吃喜欢的冰激凌，并不是一个现实的办法。但是我们可以控制孩子吃冰激凌的次数，让孩子尽量少吃。另外，还需要正确教导孩子，让他们不要在选择冰激凌的时候被华丽绚烂的色彩和刺激性味道所诱惑。有时间、有条件的话，还可以在家里为孩子自制冰激凌。

☆ 自制冰激凌的方法

先将糖和水混合制作糖稀，再与用鸡蛋白打出的泡沫混合在一起，就能制作出简单的、硬硬的调和蛋白。然后，再在里面放入孩子们喜欢吃的草莓或猕猴桃等水果、杏仁等坚果和生奶油；最后，装在容器里放进冰箱冷冻。这样，健康的"妈妈牌"冰激凌就制成了。

●———— 想吃冰爽零食的时候，在家里自制思慕雪也是个不错的选择。

☆ 自制思慕雪的方法

1.被冻住的牛奶、一点儿没有冻住的牛奶以及香蕉一起放进榨汁机进行搅拌，香蕉味的思慕雪就制作完成了。

2.煮过的红豆和牛奶、冰块、适量的蜂蜜一并放入榨汁机中搅拌，就可以制成甜甜的健康红豆思慕雪。也可以在里面放入核桃或杏仁等坚果。

3.将结冰的蓝莓和酸奶放进榨汁机搅拌制成蓝莓思慕雪。

4.将绿叶蔬菜和草莓、橘子、梨等水果以及冰块一同放进榨汁机进行搅拌，就能制成颜色漂亮、味道甜美的健康思慕雪。

04

餐馆食物的侵袭

　　当我们觉得做饭辛苦的时候，就会陷入外出用餐的诱惑。是订炸酱面吃呢？还是出去吃炸猪排呢？又或者在家庭餐馆（一种设在经营者家里的餐馆。由于顾客都是固定的，所以经营者可以把握所需原材料的数量，以便保证食物的新鲜和卫生）里饱餐一顿？

　　我们承诺，我们饭店的汤是用传统的秘法熬制而成的大补原汤。如果是因为添加了奶油或牛奶、进口筛骨粉末、花生粉等任何添加物才使汤看起来浓厚的话，我们愿意赔偿10亿韩元。

　　不管此言是真是假，我们不得不佩服能够抛出这段宣言的餐馆的勇敢与决心。可是泛滥成灾的调味料俨然已经成为我们所认识的"餐馆食物"的一部分，人们的担忧也不可能会因这段话而有所减少。

　　调查显示，餐馆企业中93.7%都在使用化学调味料。用各种化学调味料制作出来的冷面汤、用亚硝酸钠熏制的鲢鱼、用冰醋酸腌制的鳐鱼、工厂里的那些添入防腐剂的豆瓣酱摇身一变成为传统豆瓣酱等，这些事情屡见不鲜。

吃炸酱面会头疼吗

在韩国定居的中国人在中式大酱——甜面酱里放入蔬菜和肉，做成适合韩国人口味的炸酱面。甜面酱中含有炸酱特有的风味，以及能够散发出甜味的焦糖素和味精。味精通常被加在加工食品中，是一种能够发出甘甜味道的化学调味料，过分摄取可能会导致头疼、焦虑、恶心等副作用。

关于味精对胎儿的影响有各种研究。某动物实验的结果显示，怀孕的老鼠摄取过多味精之后，味精会经由胎盘传送至胎儿体内，造成胎儿大脑发育异常。虽然以人类为对象进行的同种研究并未产生同样的结果，但是我们最好还是避免让孕妇或孩子吃含味精的食物，以免造成头疼、恶心等症状。

头晕的症状可能是由消化系统的问题引起的。我们可以怀疑这起因于高热量和钠含量高的食物，但是我们难以断定是哪一种特定食物的问题。不过，平时消化能力较弱、经常头疼的人最好尽量远离含味精的食物。

吃肉没关系还是有关系

五花肉中含有丰富的维生素B_1、维生素B_2和烟酸等元素，适当食用能够使人摄取大量营养成分。但是以200克为基准的一人份五花肉约含有280千焦热量，既会增加血液中胆固醇的数值，也使引发孩子生活习惯疾病的饱和脂肪含量增高。对这一事实我们也应该有一个正确的认识。

实质为"炸肉"的炸猪排情况更加严重。炸猪排之所以香脆，是因为添加了胶姆剂和磷酸盐等化学添加剂的结果。胶姆剂主要包括瓜尔豆胶、槐豆胶、黄蓍胶等。炸猪排中经常使用的是瓜尔豆胶。下面简单说明一下炸猪排的制作方法：首先，将猪肉放进溶解有瓜尔豆胶的水中浸泡，通过这一步骤在猪肉的外表裹一层胶衣，这层胶衣中就含有磷酸盐；然后，把肉放进面包屑中滚一下之后油炸。这样，孩子喜欢的炸猪排就完成了。

如果摄取过多磷酸盐，我们身体中的恒常性就会为维持人体的基本状态而起作用，即通过小便促进磷酸排出。这一过程中，为了调节钙质和磷的代谢，甲状旁腺激素会不断增加。这种激素会弱化骨质，造成骨质疏松症。

牛排也同样不安全。一部分餐厅对变质的肉进行加工处理制成牛排。在加工过程中，不可避免地要添加磷酸盐和固色剂等化学添加剂，其中被用作固色剂的亚硝酸钠会在人体中转变成一种被叫作亚硝胺的致癌物质。

也许有一种食物可以看成是例外，那就是和肉一起吃的沙拉。虽然高级家庭餐馆的沙拉调味品里添加有漂白剂成分之一的亚硫酸钠，但亚硫酸钠能够在人体中快速消失，所以只要不超过适当的摄取量就不会造成什么大问题。但是，过多摄取亚硫酸钠可能会引起头痛、腹痛、恶心、循环系统障碍、胃黏膜刺激、支气管炎等副作用。特别是对哮喘患者来说，过多摄取亚硫酸钠甚至有可能会导致死亡。事实上，20世纪80年代美国曾发生过几起由亚硫酸钠引起的死亡事件，致使美国食品药品监督管理局颁布了禁止在沙拉调味品中加入亚硫酸钠的法令。

中毒性强的调味料

为了满足大众口味，使用廉价的材料做出能以假乱真的味道，就必须要用到一些刺激性的调味料。这就是为什么饭店中除了味精，还大量使用糖、钠等人工添加剂的原因。外面的食物中主要的材料砂糖、面粉和盐被称为"恐怖的三大白色粉末"，说它们是为了肥胖而生的也不为过。

世界卫生组织建议成年人一天的钠摄取量为2000毫克，但是韩国人一天平均要摄取4800毫克的钠。这绝不是只超过一点点，而是足足有建议量的两倍还多。钠摄取量增加的原因之一，就是由食品产业的发展和生活习惯的变化引起的外出就餐比例的增加所导致的。特别是几乎每天都在外面解决一日三餐的上班族，他们主要是在外购买汤饭、面类等食品，而汤类食品的钠含量达到31.5%，是外面所卖的食物种类中钠含量最高的一种。

减少钠摄取量的方法，就是不在已加工制成的食物中另外再增加其他钠元素进行调味。饭店中提供的食物已经调好味道了，但是牛杂汤和骨汤等脂肪含量较高的食物，通常不会让人感到其中的咸淡，所以在里面另外添加食盐的行为十分常见，我们需要特别注意。

在有孩子的家庭中，不外出吃饭比较难，甚至几乎是不可能的。但是，孩子喜欢的食物中大部分会放入大量的糖、面粉和盐这三大白色粉末。特别是甜味非常强的食物容易使人沉溺其中，口味还未成形的孩子一旦吃过之后就难以节制，总会忍不住再吃。所以，近来连孩子也开始出现肥胖、高血压、高脂血症、高血糖、糖尿病等成年人才会患有的生活习惯疾病。这些疾病逐渐发展成新陈代谢综合征，大大提高了心脑血管系统疾病等并发症发生的可能。

无论是谁，都希望自己在老了之后能够远离中风、心肌梗死、血管性老年痴呆等疾病。但是，这些疾病并不是突然爆发的，而是不良饮食习惯和生活习惯长久累积下来的结果。其中，不良的饮食习惯影响是绝对性的。因此，要说一辈子的健康取决于小时候所习惯的味道也不过分。

●——— 大部分餐馆都使用合成调味料和味精，面对这一现实，广大消费者最终只会越来越远离这些餐馆。和孩子们一起外出就餐的时候，虽然可能会麻烦一些，但最好还是提前找一些少使用或不用合成调味料的餐馆。实际上在餐馆的食物中，与其说味精本身有问题，不如说是因为使用了不新鲜的食材，而导致必须使用味精来掩藏腐败味道的做法才是问题所在。世界卫生组织规定，成年人一天最多允许摄取的化学调味料为6克，孩子为3克。在家里煮一袋方便面，其中所含的化学调味料平均可达1.65克，更何况是餐馆呢？所以，我们最好还是不要在外面吃。

●——— 奉劝广大读者在饭店或餐馆中用餐时，尽量不要使用钠元素含量较高的盐或加工酱油来二次调味，而选择用传统方法酿制的酱油或大酱，这样我们就能够在调味的时候相对降低钠元素的摄取量。特别是从营养学的角度来看，优质的韩式酱油中不仅有咸味，还均匀混合有酸味和甜味等味道，所以在加入食物中的时候更能满足我们的口味。但是这种酱油的缺点在于其非大众性，购买起来比较麻烦和困难。2009年，一本名叫《食品科学会报》的学术杂志上登载了一篇荷兰瓦赫宁根大学研究者的研究，其结果表明，在料理中放入日本酱油要比使用食盐调咸味可减少40%左右的钠含量，但调出来的咸味相似。所以，使用比较常见的日本酱油也是减少钠摄取量的一个较佳方法。

幸好餐馆现在也在不断努力，尽可能增加其他调味品的选项，以减少含钠调味品的使用，从而减少钠摄取量对人体所造成的危害。为了减少我们所食用的食物中的钠含量，让我们试着去寻找一些可供消费者自行选择调味料的餐馆。

●———— 猪肉本身是一种很好的食物，所以只要调节好摄取量会对我
们的身体十分有益。像炸猪排这种油炸食品，与其在大量使用半加工食材
的餐馆里吃，不如直接在家里做来得安全健康。近来，新发明了无须使用
油就可以进行炸制的厨房用具，所以条件允许的话，我们可以试着使用这
些工具做炸制食品。

05

便利店食物的秘密

无论何时何地，便利店都能让我们马上吃到好吃的食物，它让我们的生活更加便利，但同时也让我们的身体亮起红灯！

　　7岁的艺恩一到冬天就满心期待一种食物，那就是爸爸下班路上买回来的豆沙包。对于总是工作到很晚、几乎没有时间陪孩子玩的爸爸来说，提着一袋刚蒸出来的圆乎乎的豆沙包回到家，然后看着女儿呼呼地对着冒热气的豆沙包直哈气，并吃得不亦乐乎的模样，是最幸福的时刻。简单又好吃的豆沙包似乎成了爸爸讨女儿欢心的理想食物。

　　但是艺恩一家自从在电视节目《真实揭发》中，了解到便利店食物管理的真实状况之后，就再也不买豆沙包吃了。通过电视看到的便利店现状实在让人震惊，那些蒸笼里面放着的豆沙包，都不知道到底是什么时候开始放到里面的，而且有很多都已经被蒸到烂掉了。另外，便利店自制食品的有效期限我们也无从得知。蒸笼的清理也成问题，脏脏的蒸汽凝结成水滴落下来之后，积存在蒸笼的某个角落里而得不到清理。一想到自己总给7岁的艺恩买这样的豆沙包吃，艺恩爸爸就觉得自己不是一个合格的老爸，更别提什么讨孩子欢心了。

因为便利店总能让我们随时随地、方便快捷地购买到各种各样的物品，因此受到每日繁忙不已的现代人的喜爱。但是便利店的食品如果不能得到彻底严格的管理，那么它们就会对消费者产生各式各样的危害。用被反复使用十几次的黑乎乎的油来炸鸡，用碰过钱的手去做汉堡包，在看着是但不是大骨汤的热汤里煮鱼饼糕（有效期限无从得知）……一部分便利店还会将厨具和清扫用具放在一起。加热箱里的饮料超过保温期限后，不管会不会产生环境激素或沉淀物，便利店都照卖不误。

当然，并不是所有的便利店都疏于对食物的管理，但是比管理问题更严重的危险正在酝酿之中，那就是便利店自制食品中使用的假冒食材和各种添加剂。

3年陈米的闪亮变身

在电影《黄海》中，背负着重要"使命"的主人公在便利店买杯拉面，并吃得不亦乐乎。看到饥寒交迫的主人公吃着热腾腾的拉面，一脸幸福的模样，观众也不由自主地垂涎起来。所以有很多人在看完电影之后，为了解馋都跑去买杯拉面吃，结果，许多人第二天早上整个脸都不约而同地肿了。造成这种后果的罪魁祸首就是杯拉面中的钠元素。

市场上贩卖的杯拉面平均钠含量足足达到1779毫克，几乎占世界卫生组织所建议每日钠摄取量（2000毫克）的89%。钠是调节人体体液渗透压、维持酸碱平衡的重要元素，但是如果只吃一种食物就达到一天所需的钠摄取量，就很容易引起高血压、糖尿病、心脏病及脑血管疾病。

美国疾病防治中心（CDC）的杨博士就曾在《国民健康和营养测试调查》中强调，口味比较重的孩子比口味轻的孩子患上肥胖、高血压等疾病的风险更大。再加上如果从小养成爱吃咸味的习惯，那么直到长大成人，孩子都会偏好刺激性味道，最终导致各种疾病发病率增加。

除了杯拉面，孩子还非常喜欢紫菜包饭。特别是三角紫菜包饭种类繁多、食用方便，是便利店里的热卖商品。忙碌的上班族仅凭一个三角紫菜包饭就能简简单单地解决一顿饭，而对孩子来说，这也是一种能够避开父母视线偷偷买来解馋的食物。三角紫菜包饭虽然外表看起来很不错，但如果我们仔细观察其中的食材，就不会这么轻易地把它放到收银台上了。

制作三角紫菜包饭所使用的大米大部分都是2～3年的陈米。而为了掩盖陈米所散发出来的特有的、令人作呕的气味，各种食品添加剂就会被派上场了。为了将陈米脱胎换骨成新米需要添加15～20种添加剂。另外，为了提高大米的保湿程度，让大米呈现出光泽，而且即使被冰冻也不会变得硬邦邦，还需要在其中加入酵素、苹果酸钙、乙醇、脂肪酸酯等。如此一来，我们已经难以分辨这到底是大米还是化学物质颗粒了。由于三角紫菜包饭几乎是只由碳水化合物组成的营养不平衡食品，如果长期以此代替正常三餐，可能会造成贫血等疾病。

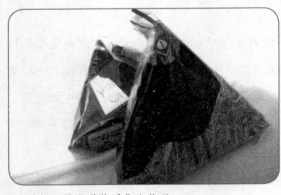

这是饭还是化学物质集合体呢

效仿上文介绍的摩

根·斯普尔洛克导演的快餐实验，某电视节目也曾经做过一个只靠便利店食物生活一个月的实验。实验对象以三角紫菜包饭为主，还有各种盒饭、杯拉面等代替一日三餐。这一实验的结果显示，不到两周时间，人体的胆固醇数值就上升了，同时还出现了体重大幅度增加等异常症状。

日本福冈还发生了这样一件事。某养猪专业户以三角紫菜包饭为饲料，饲养自家的250头母猪，结果母猪均产出胎死腹中的小猪。为了减少运输费用和成本，使用质量不好的食材和食品添加剂混合制成的便利店食品，无论对人类或是动物都是百害而无一利的。

方便的包装容器导致胎儿畸形

24小时营业的便利店中，让大家无论何时何地都能及时解决温饱问题的"一等功臣"就是各种即食食品了。被整齐地装在塑料容器中的鱼糕，只需要在微波炉中加热几秒钟，就能变成热气腾腾的鱼糕汤；只需在干燥的年糕上撒上辣椒酱后，放进微波炉加热，我们就能吃到甜辣的辣炒年糕；真空包装的猪蹄和五成熟的松仁粥，有嚼劲的鱼豆腐、热狗，等等，都能在微波炉这一魔法箱的魔力下得以完成，并且与刚做出来的新鲜食物一模一样。

但是这种即食料理的包装容器大部分都是用塑料做成的，所以加热时，塑料中的环境激素物质就会转移到食物中去。由聚丙烯和聚乙烯做成的一次性容器，在微波炉中只进行一次加热，虽然已经被证实对人体无害，但是如果反复使用，它会不会有危害性就不能得到保障了。

杯拉面虽然不需要用微波炉进行加热，但是当我们往里面注入热开水的时候，已经融入杯身的双酚A就会分解出来。这个时候，就有可能产生引起女性子宫内膜异位的毒素，而对男性来讲，则有可能引起雄性激素和

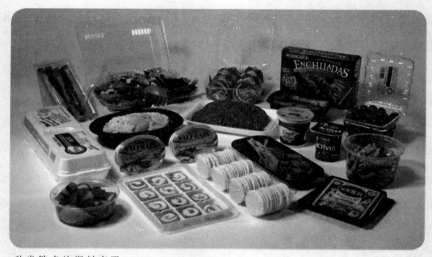

种类繁多的塑料容器

精子数量的减少。孕妇更应该特别注意，因为这种毒素有可能引起胎儿畸形。除此之外，罐头容器也是一样。美国消费者联盟对各种罐头食品的安全性进行调查之后显示，19个有名企业的产品中都被检测出含有大量双酚A。罐头食品的容器中不仅含有环境激素，另外为了达到长期保存的目的还会使用大量的固色剂和防腐剂等，由此被选为最具代表性的有害食品。

便利店食品为了便于即食，大部分都会被制成小包装，所以会比在一般超市里卖的加工食品更大量地使用包装。塑料或泡沫容器本身就含有大量环境激素，而且在微波炉加热的过程中，其内部成分会因为受热而分解大量有害成分，增加食物的危险性。

阻碍孩子成长的坏能量

2011年12月，美国马里兰州一个名叫阿奈斯·普尔尼的14岁少女，在饮用了全球知名的"怪物"高能饮料（Monster Energy）之后暴毙。普尔尼的父母坚持称自己的女儿是喝下两罐该饮料后，才会在看电影时突然产生心脏停搏现象，导致死亡的。普尔尼尸检的结果显示，她的死亡原因是咖啡因中毒引发的心脏节律障碍。

解酒饮料以及最近便利店中非常受欢迎的各种能量饮料中都含有大量的咖啡因。导致少女之死的"怪物"高能饮料中，每罐就含有240毫克的咖啡因。这一数值达到了等量可乐中咖啡因含量的3.5倍。咖啡因会使我们的身体分泌肾上腺素，从而引起瞬时振奋精神的清醒效果，但是一两小时之后反而会让我们更加疲惫无力。肾上腺素虽然能够让人体暂时兴奋起来，但是从长远来看会降低我们的免疫力，伤害我们的胃肠功能，引起过分的紧张、焦虑、兴奋、失眠等。

最近，包括"怪物"高能饮料在内的各种能量饮料开始正式进军韩国，随之，因咖啡因含量过高而表示担忧的声音也日益高涨。面临考试的学生为了保持头脑清醒毫无选择性地摄取能量饮料，而作为父母的我们也对此没有任何限制。再加上过分摄取咖啡因的危险性并不为广大消费者所知，以至于大家都对这些威胁孩子健康的食品过于大意了。

咖啡因毒性较强，儿童或青少年如果大量摄取，有可能会妨碍其成长发育，引起骨质疏松和过敏性结肠综合征。正值发育关键期的孩子，如果摄取过多这类能量饮料，将对他们的成长造成不良影响。

因此，加拿大的很多地区都在倡导禁止贩卖威胁儿童和青少年健康的能量饮料。在韩国国内，商家也都义务性地在高咖啡因饮料的外包装上注明警示标志。

●———— 虽然其他加工食物中也含有大量有害成分，但是便利店里卖的即食料理应予以格外注意。因为便利店食物虽然表面上看起来干净便利，但实际上其中含有各种各样的化学物质和环境激素，而且这种状况大部分都未得到适当的管理，被大家忽视。尽可能避免食用便利店即食料理，如果因为时间不够不得已要简单解决正餐，我们最好是用一些饭团或水果等做成便当。

●———— 即使同样都是泡面，杯拉面会因为使用塑料容器，而比其他泡面多了环境激素这一有害物质。所以我建议，这种东西最好是不吃，就算吃的话，我们也尽量选择包装在纸质容器里的产品。另外泡面里钠元素含量过多，所以吃泡面的时候最好不要喝汤。

●———— 不要被能量饮料的暂时性效果所蒙蔽。在摄取咖啡因之后，人体所感受到的疲劳缓解感并不是真的。咖啡因并不能缓解疲劳。缓解疲劳的最优方法就是充足的休息和睡眠，以及营养均衡的饮食。

肉食之殃

一个汉堡就能让我们简简单单地吃到牛肉、物美价廉地尝到鲜美的鸡肉。现在，五花肉也已经成为平价食品。我们是从什么时候开始像这样既便宜又简单地吃到肉类的呢？

在家附近的烤肉店里，一家人聚在一起烤肉吃的场景已经司空见惯了。现在烤肉店就像超市或药店一样频繁可见，成为一家人外出用餐或公司职员聚餐的首选人气场所。烤肉店里有便宜又好吃的五花肉、以香甜的肉汁和柔嫩的质感受到人们喜爱的牛排，以及孩子们最喜欢的外面裹着一层香脆外衣的炸鸡。但是如果我们知道孩子们如此喜欢的肉类，即牛、猪、鸡等家畜是如何被饲养、被屠宰的话，我们就一定会对肉类的安全性产生疑问。

2006年，电影《快餐帝国》通过遍地都是汉堡的美国，将快餐企业、精肉企业和劳动者、消费者之间的关系公之于众，使广大观众得见这一巨

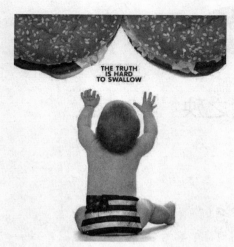

電影《快餐帝国》

大食品产业链的真面目。在这部电影中,导演恰到好处地向人们展示了牛的饲养和屠宰过程。那场景的冲击性之大,使很多观众在看完这部电影之后,只要一接触或吃到鲜红色肉类的食物,都会不由自主地回想起来。当然,这也是因为人们非常清楚这部电影的故事情节与现实情况相差无几。

牛被关在划分成棋盘一样的巨大饲养场中,空间窄小得难以活动。这些牛不同于在宽广的草地上吃着新鲜绿草的牛群,它们吃的是转基因玉米做成的饲料,并且场主为了杜绝各种疾病对牛的威胁,给它们注入大量抗生素,直到它们长大。而被这样养大的牛在进入屠宰传送带后,瞬间就被剥掉牛皮,并按各种部位分解,再根据不同的用途运送到美国各地。这样的牛肉在加工的过程中,经常会因卫生管理的疏忽,而混入牛的内脏和大便,被一同带进汉堡当中。可即使这样的食物里被检测出大肠杆菌的事情时有发生,各地的汉堡包生意还是一如既往的热火朝天。

电影中有很多让人难以置信的故事情节,如今也开始在现实生活中上演。首位因误食感染了大肠杆菌的汉堡包,而引起下半身麻痹的史蒂芬妮·史密斯,用她的亲身经历证明了这一点。曾经是一名舞蹈教师的史蒂芬妮因突然而来的严重腹痛和腹泻而昏迷,失去意识近9周。在清醒过来后,她发现自己的下半身无法动弹,今后得依靠轮椅生活。从此,她的人生与舞蹈绝缘。

我们不能只将这件事看成个案。从美国、澳大利亚、墨西哥、新西兰等地进口的牛、猪、鸡等肉类食品，大部分都是通过工厂式畜牧养殖进行生产的，而且有些韩国国内饲养场饲养的家畜也大同小异。在家畜身上滥用的抗生素会累积在肉的脂肪层中，最终转移到人身上。前段时间，某电视台节目组就收集了各种市场上流通的肉类，送到科学院进行抗生素检查，其结果显示，约有20%的肉类中都被确认含有抗生素。

富含蛋白质的肉类对人类来说是再好不过的食物。但是，为满足消费者想要吃到更多肉类的欲望，商家用不正确的方法饲养家畜，只会给人类带来一场灾难。

吃的是肉，问题却出在玉米身上吗

人体内的必需脂肪酸欧米伽6和欧米伽3，都是细胞膜的重要组成部分。从性质上来看，欧米伽6流动较慢而欧米伽3的流动速度比较快，因此维持这两种脂肪酸4：1的比例对人体最好。摄取过多欧米伽6会使激素和葡萄糖的移动变得缓慢，血管收缩，使我们面临高血压的危险；还可能使血小板凝固，引起心脏病。不仅如此，欧米伽6的增多会使脂肪细胞的数量不断增加，大小不断变大，最终导致肥胖。

玉米中的欧米伽6含量极大，是一种脂肪酸比例不平衡的食物，而且使餐桌上的食物含有非常多的欧米伽6的原因，也在于用来喂养动物的饲料中含有玉米。吃玉米饲料长大的鸡所产下的鸡蛋中欧米伽6和欧米伽3的比例为60：1，牛肉中二者的比例甚至达到了108：1。当然，吃了玉米饲料的奶牛挤出来的牛奶中脂肪酸的比例也是不均衡的。

虽然玉米本身并不是不好的食物，但是我们却有可能在不知情的情况下，通过别的食物而过多摄取玉米中含有的欧米伽6。特别是对成长期的孩子来说，有太多不可缺少的食物——牛奶、鸡蛋、肉类、乳制品等，但这些食物摄取过多，反而会影响孩子的健康，希望所有的父母都能够明白这一事实。

营养零食的陷阱

肉类是一种常用的食材，肉的料理方法和形式也各不相同。其中，孩子非常偏爱的肉干、肉脯也同样逃脱不了食品添加剂的危害。呈鲜红色的牛肉如果被晒干之后会自然变黑，但是这样自然烘干的牛肉干看起来却并不十分可口，因此为了增强肉脯鲜红诱人的色彩，通常会在其中加入亚硝酸钠这一食品添加剂。正如前文所述，亚硝酸钠在我们的身体中和蛋白质结合之后，就会转变成名为亚硝胺的致癌物质。此外，它还可能引起低血压、黄萎病、贫血，导致胃癌和食道癌。除亚硝酸钠之外，肉脯、肉干类食品中还会添加抗坏血酸、烟酸类、硫酸铁等固色剂。这些固色剂欺骗了我们的双眼，让我们被并非肉质本身所呈现出的色彩所惑，垂涎三尺。这种色彩的真面目因无法被我们肉眼所见而更加危险。

TIP 可替代肉类的营养摄取法

●—— 尽量不要吃进口肉类。虽然国内家畜的饲养也迅速地向工厂式畜牧形态转变，但是在确定原产地和是否使用抗生素后，选择未使用抗生素的肉类，我们就多少能够躲开感染耐抗生素细菌的危险。另外，肉类一定要百分之百做熟之后才能食用。

●—— 如果能吃上草地上放养的动物的肉，那么肯定会有利于维持体内欧米伽6和欧米伽3含量的平衡。但是，这种天然肉类是一物难求的，因此为了调整两种脂肪酸的平衡，我们最好能同时摄取欧米伽3含量较高的食物。欧米伽3含量较高的食物主要有油菜、野生芝麻、生亚麻等植物的种子类食品。

●—— 家畜的饲养过程是消费者无法控制的，分辨出没有问题的干净的肉类也非常不容易。因此，减少肉类的摄取，用植物类食物来填补蛋白质的不足，才是安全之道。黄豆含有大量我们人体无法生成但却不可缺少的必需氨基酸，具有抗癌作用和预防骨质疏松症的效果，因此对孩子而言再好不过。将荞麦、薏米、绿豆、红豆等杂谷和大米混合在一起食用，能够预防糖尿病、癌症和生活习惯疾病。

●—— 坚果类是植物性蛋白质的宝库，是健康零食中的首选。含有9种必需氨基酸，纤维素、欧米伽3含量丰富的核桃有利于活跃大脑，预防老年痴呆，对皮肤也有一定的好处。核桃中的脂肪大部分都是不饱和脂肪酸，因此能够预防动脉硬化和高血压等病症。

闪亮水果的真面目

从千里之外空运来的进口水果，是如何保持光
泽、质感、新鲜度，完整地运送到超市中的呢？

　　越是为了孩子的健康在各方面诸多挑剔的家庭主妇，就越会在水果和蔬菜的选择方面格外细心。例如，早上孩子没有胃口只吃了一些简单的食物的时候，饭后妈妈就会用一点儿水果当甜点。特别是新鲜的当季水果含有丰富的维生素，非常适合给孩子做零食。

　　所以，我们在选择水果的时候一定要多番考虑，在各方面不断进行比较，闻闻味道、摸摸质感，仔细地观察每一处。通常，我们都会首先把手伸向那些漂亮、有光泽的水果。那么那些完整无缺、模样完美、弹性质感良好的水果是不是就更新鲜呢？

　　为了吸引消费者，水果在栽培过程中要受到各种农药的"洗礼"。被

虫子吃过的水果商品性和生产效率都不高，所以像除草剂等农药的使用不可避免。世界野生动物基金会（WWF）将67种化学物质指定为环境激素，其中有46种都是农药。韩国在1957年制定了《农药管理法》，1993年确定了《农药残留许可基准》等农药使用上的管理办法，但根据2008年经济合作与发展组织（OECD）资料，韩国的农药使用比率与发达国家相比仍处于较高水平。·

长期持续地接触农药这种环境激素，女孩子长大以后患不孕症、子宫内膜异位症和乳腺癌的概率会增加；而男孩子就有可能会出现像隐睾症和尿道下裂等先天性生殖器异常，最终发展成精子数量减少等男性不育症。

受农药洗礼的进口水果

香蕉、猕猴桃、菠萝等进口水果十分危险。从千里之外空运过来的这些水果为什么不会变质，能安全地运到本地呢？这主要得益于杀菌剂、防腐剂和蜡衣的喷洒。

消费者市民组织收集了市场上贩卖的樱桃、橘子、柠檬、杧果、香蕉等33种进口水果进行农药残留的检测。检测结果显示，33种进口水果中有27种水果至少含有一种农药残留。特别是美国产的樱桃中被检测出含有0.17毫克/千克啶虫脒，这一数值超出了许可基准规定的0.1毫克/千克。啶虫脒是杀虫剂中的一种，主要适用于杀死蚜虫、蛾子、桑蓟马等虫类。韩国工商会进行的某问卷调查显示，十个人里有七个人回答称对进口水果感到不安和危险。

检疫局虽然表示要对农药残留进行检测，但是实际上海关除了对一部分进口产品进行样品检查之外，大部分进口产品只进行简单的官能检查或文件检查。因此，大量含有农药残留的进口水果仍然一如既往地在我们的市场上流通。

香蕉相比其他水果而言更加容易腐败，而且如果香蕉在完全熟透之后再摘下来，运输途中一定会坏掉。因此，要摘下还未成熟的绿香蕉，并放入加有抑制成长的农药水中，之后捞出晾干进行包装，才可以出口。这里使用的农药叫作"DEMIC"。DEMIC因会引起婴儿畸形而臭名昭著。然而这并不是唯一一种被使用的农药，香蕉在到达韩国之后为了催熟通常会使用"碳化物"。

碳化物是一种碳化钙固体晶块，在常温下和水进行化学反应后会产生大量的热和乙炔。乙炔能够促使水果成熟，因此被广泛运用于强制催熟水果。过去蜜柑或涩涩的柿子在提早收获之后，为了催熟曾经使用过碳化物。但是，这种化学物质中含有硫、磷、氮、硅等杂质，在和水进行反应之后除了会产生乙炔以外，还会附带产生硫化氢、磷化氢、氨等物质，并有可能残留在水果上。

因此，使用碳化物或者其他不良的方式对水果进行催熟，附带产生的有毒气体不仅会对操作者造成伤害，还会对食用的人的健康带来非常不利的影响。

不安全的水果包装纸

刚刚收获的新鲜水果是在阳光的普照之下成长起来的，含有丰富的营养成分，是非常不错的礼物。但是，此处也有一个陷阱：为了让水果看起来诱人可口，包裹水果的包装纸被动了手脚。只不过沾了一点点水而已，包装纸就开始掉色，而且拿着包装纸玩耍的孩子双手可能会发生长包等过敏反应。

到底水果包装纸被动了什么手脚呢？有商家员工曾经透露，公司在制作包装纸时，会使用一些不能被用在食品包装上的工业用色素，例如含有荧光的增白剂。在大型超市或市场、百货店等地方购买水果时，不妨亲自试验一下，在大多数包装纸当中我们都能确认荧光增白剂的存在。长期接触荧光增白剂有可能会引起皮肤病，而如果不小心吃进肚子里去的话会导致肠炎或呕吐等症状。

韩国政府禁止类似炸鸡、核桃饼干等，这些直接和包装纸接触的食品使用含有色素、荧光增白剂的包装。但是因为水果通常都是洗过以后或者削皮之后再吃，所以并不在包装纸使用限制范围之内，这不可避免地成为一个盲点和误区。

增加癌症危险性的加工水果饮料

我们总是轻易认为水果饮料中含有维生素C所以有益健康。但是，有研究结果显示，经过加工的水果饮料含糖量较高，并且其中含有的添加物——锑有可能成为致癌的原因。

最近澳大利亚的某研究组以2200名成年人为对象，对水果饮料和癌症之间的关联性进行了调查。结果显示，饮用鲜榨果汁的人和饮用加工过的水果饮料的人相比，癌症发病率要低得多。澳大利亚有研究组检测出，目前市场上销售的水果饮料中，有部分饮料的锑含量超出基本值的2.5倍，甚至有的超出10倍。该研究组指出，锑元素是一种对人体伤害极大的毒性金属物质。

加工后的水果饮料中除了糖还有各种调味料，所以很容易引起肥胖，让孩子对甜味上瘾。其实，水果在加工的过程中会流失大量的纤维素和维生素C，所以加工后的水果饮料可以说几乎没有什么营养价值。要想摄取水果中的营养成分，我们最好是直接喝鲜榨的果汁。

安全食用水果的方法

将苹果或番茄这类皮薄的水果放入以1∶10的比例混入食醋或柠檬汁的水中浸泡之后进行清洗。酸性的水有去除水果表面污渍的效果。另外，这样做可以提高水的溶解度，使水果表面上的杂质或农药残留成分得到充分溶解。

当然，在弄湿的苹果上撒点儿盐进行擦洗也是个不错的方法。擦到苹果表皮上滑滑的触感消失之后再用清水洗净即可。盐的颗粒状态能够增强摩擦力，有助于洗干净苹果上的杂质。此外，我们还可以用热水来清洗，热水能够洗掉苹果表皮上"维持新鲜度的化学药剂"。

在运送过程中，为了长时间保持橘子的新鲜，通常会使用大量的防腐剂。另外，为了让橘子看起来有光泽、诱人可口，通常会在表皮上涂抹一层蜡衣。如此一来，橘子皮中就会含有大量的防腐剂和农药残留。所以我们在选择的时候，最好避开那些摸起来像有一层蜡质一样的光滑的橘子，而是要选择一些表皮看起来粗糙的橘子。为了吃到干净的橘子，我们一定要仔细清洗，用烧酒等含有挥发性酒精的酒类擦去表面的蜡衣，然后在流动水中用刷碗巾擦洗表皮。

香蕉皮厚，由紧密的纤维质组成，所以农药渗入的概率较低。但是，在运输的过程中，会大量使用杀菌剂和保鲜剂为香蕉保鲜。而且香蕉收获之后，通常会被浸泡在防腐剂当中，所以我们最好还是简单处理过之后再吃。

将香蕉在离蒂1厘米的地方用刀切开，然后剥皮吃就能保证安全。在吃了香蕉之后一定要洗净双手。小孩子通常很容易把沾有防腐剂的手放进嘴里，所以我们最好在给孩子香蕉之前切掉蒂的末端部分。

葡萄因为是一颗一颗吊在茎上的形态，所以我们平时只用流动水简单冲洗一下就吃。但是，事实上，无论是一颗一颗摘下来洗，或是整串泡在水里然后用流动水冲洗，在去除农药残留方面都没有什么效果。我们最好是在葡萄上撒上面粉或小苏打之后再用流动水冲洗。面粉或小苏打的吸附力较强，能够吸附葡萄上的农药，并使农药随着流动水一起被清除。

草莓的表面积较大，易成熟，属于容易吸收大量农药的水果。草莓因容易产生褐色霉点所以通常会被喷洒防霉剂。但是由于草莓是不便于用手擦洗的水果，所以很难除去上面的农药残留。

在吃草莓之前，需要在流动水中冲洗五六遍。如果先摘掉草莓柄再去洗，农药等污染物质会经过去柄的部分进入草莓内部。所以我们一定要在去柄之前先洗一遍，然后去掉农药残留较多的草莓柄部分，再将草莓洗干净。

不过，因为草莓是水溶性水果，所以建议不要在水里浸泡太久。个头过大的草莓很有可能是使用了生长促进剂，所以最好不要吃。用盐来洗草莓也是可行的办法，因为盐水的咸味能够更加突显草莓的甜味。

西瓜虽然皮厚，但我们还是不能完全放心食用。用湿毛巾擦擦表皮，或用在食醋（柠檬汁）以1∶10的比例与水混合而成的液体中浸湿的毛巾擦洗西瓜表皮，这样就能清除瓜皮上面的农药残留和杂质了。当然，最好是用刀把瓜皮去掉后再切开来吃。

桃子要在打湿之后撒上盐，并用手轻轻揉搓，之后在水里泡一会儿，最后用清水洗净。也可以把桃子放进盐水中浸泡一会儿，之后再用手轻轻揉搓清洗。

PART 2

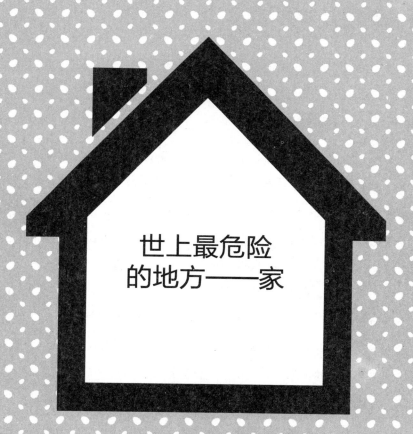

世上最危险
的地方——家

无法逃离化学物质的现代人

某公司职员崔某属于经常出汗的体质，即使在寒冬季节也很容易大汗淋漓，加上他的脚臭非常严重，为了不给自己和别人的生活带来影响，崔某总是不时地往鞋子里面喷一些专用除臭剂。另外，他就职的公司离江南地区烤肉店生意比较兴隆的街道很近，所以他几乎每天都得顶着煤烟上下班。但是，因为没有办法每天都换外衣，所以他只能选择在前一天晚上给衣服喷上大量的除臭剂，然后放到阳台上通风晾干。如果碰到公司员工去烤肉店聚餐的日子，除臭剂的量更会成倍使用。对于崔某来说，比起把衣服送去干洗店或者让妻子帮忙清洗，除臭剂不仅简单便捷，还能够快速消除煤烟味和烤肉的味道，所以崔某只要去超市购物，都不会忘记采购大量的除臭系列产品。

每当周末休息的时候，崔某会和孩子一起穿着跑步鞋去公寓附近散散步，或者是叫上妻子一起去商场给孩子购置新衣物。看到妻子和个子一天天长高的孩子穿着他买的新衣服，走在回家路上展露出的幸福笑脸，崔某感到无比满足和有意义。

当天气开始慢慢变冷时，崔某会让妻子把仓库里的暖风器和加湿器都拿出来。因为韩国的冬天有点儿像中国的南方，属于湿冷气候，所以暖风器成为韩国大部分家庭的必需品。但是使用暖风器会使屋内的空气变干燥，韩国人总是不忘在使用暖风器的同时，用加湿器来调节空气中的湿度。

像崔某家这样的平凡家庭的日常生活，正体现了韩国人民的生活方式和形态。但是如果我们知道这样看似平常简单的生活中藏着无数危险因素，那么相信谁都不会置之不理的。

除臭剂到底安不安全？新衣服是否一定得洗了才能穿？尤其是几年前发生的，曾经震惊全韩国的加湿器杀菌剂导致多人因患不明肺病而死亡的事件，是否在警示我们加湿器的使用也会有危险？

当最安全的"家"这一空间也有可能成为最危险的地方时，我们更应该竖起敏感的触角关心和注意周围的点滴小事。虽然跟过去比起来，我们现在生活的环境要干净舒适得多，但是事实上，我们反而活在满是威胁身体健康的因素当中。

父母是最关心孩子健康的，为了让孩子在安全无害的环境中成长会做出多方面的努力。但如果这些努力反而有可能成为有害环境形成的助力，我们到底会做出什么样的选择呢？现在市场上流行的标榜各种抗菌效果显著的功能型产品，虽然不确定是否真的能达到抗菌目的，可如果哪天真发现这些产品中含有各种致癌物质的话，后果可想而知。

如果孩子每天放在嘴里咬来咬去的玩具无论怎么消毒和擦洗，产品本身还是含有大量的环境激素的话该如何呢？为了干净而选择的新居充满了大量毒性气体的话该如何呢？为了保护孩子的皮肤而使用的纤维柔顺剂反而在伤害着孩子的皮肤的话又该如何呢？

这些并不只是假设这么简单。因由环境激素引起的生殖器疾病、新房症候群导致的严重过敏性皮肤炎，或者原因不明的痛症而去医院就诊的患者比想象的多得多。

事实上，我就曾经治疗过因为在不通风的卫生间使用洁厕精，而产生呼吸器官和神经系统异常的患者。引发这一病症的主要原因是因为我们平时用的消毒剂与洁厕精混合后，会产生一种名叫氯的有毒气体，而这种气体对人体的伤害绝对不容小觑。

文明赋予我们高质量的生活，但是便利舒适的代价是惨重的。这份便利必定伴随着一定的成本，健康就是这部分成本的担保。如果我们再毫无警惕地生活下去，这份担保将无法给我们的下一代留下一个更加美好的未来。文明的恩泽带来的所有危险因素都必须得到控制和管理，所以现在比任何时候都更应该保持一种积极的姿态，消除已产生的毒性物质，预防有害物质的不断反复。

所以，让我们从现在开始——探索家庭环境中的毒性物质吧。

日常生活中的有害物质

鞋子伤害孩子的身体健康？除虫的杀虫剂对人
体有害？我们穿的衣服上满是致癌物质？

近来电视上出现的抗菌除臭剂广告中，喷洒在无法换洗的婴儿床垫和婴儿用汽车玩具上，杀菌效果能够达到99.9%的广告语让父母们心动不已。广告中不断强调，床垫上的大量细菌对孩子的健康有害，而且孩子碰触的每个地方都含有大量细菌。为了表达产品可以让消费者放心使用，广告还做出了闻抗菌除臭剂香味而无害的样子。担心孩子会沾染细菌的父母正在大量使用抗菌除臭剂，但这是非常危险的做法。

人体内栖息着数量超过细胞数量10倍的微生物，其中一半生存在大肠中，被称作"肠内细菌"。这些微生物抑制有害细菌的生长，阻止毒素的入侵，促使纤维素发酵，在人体的正常发展和新陈代谢、免疫、解毒等方面起着至关重要的作用。多项研究表明，过敏等各种儿童疾病的产生就是缘于这些肠内细菌的异常。学术界对体内栖息的有益微生物也日益关注。

关于哮喘原因的研究中有一种叫作"卫生环境"的假设。这种假设非常独树一帜，认为小时候越是在清洁的环境中成长，长大后发生哮喘病症的概率就越大。换言之，小时候我们应该适当受到细菌的刺激，这样会利于我们免疫能力的发展，因为过于清洁的环境会导致免疫功能发育不完整。

为了杀死细菌而使用的化学物质，反而可能会对我们的身体造成更大的伤害。我们是时候转变之前那种只要干净就是最好的固有观念了，因为对杀菌的执着可能会将有益的细菌一并杀死，滥用不必要的化学物质反而会降低孩子的免疫力。

喷洒的有害香气

韩国环境部对市场上流通的芳香剂和除臭剂的有害性做出评估，80%的产品被检测出含有苯甲醇、香芹烯、芳樟醇等有害物质。致癌物质甲醛的标准值为25毫克/千克，而部分产品却检测出甲醛含量高达96毫克/千克，约为标准值的4倍。

除臭剂常用于去除服装、被褥、鞋等纤维产品的恶臭，芳香剂常用于保持室内空气清新。但是，这些产品只是利用香气暂时掩盖住了难闻的气味、钝化我们的神经，使我们的嗅觉发生紊乱，并没有真正净化空气，而且还含有可导致过敏、癌症等疾病的化学物质。

芳香剂内含有的邻苯二甲酸酯（Phthalates，简称PAE）可以令香味扩散，并长时间保持香味。芳香剂主要使用香料、塑料塑化剂（邻苯二甲酸酯）、喷雾剂、黏合剂等制造而成。其中，邻苯二甲酸酯可以使人体内分泌紊乱，长期接触会引起孩子发育障碍和性激素障碍，还有可能引起不孕不育。

在狭窄、密闭的空间使用车用芳香剂，更加危险。芳香剂是否含有邻苯二甲酸酯是企业的机密，不会标注在产品上。这种状态必然会加大消费者的不安感。

邻苯二甲酸酯作为塑料塑化剂，常常应用在鞋类中。邻苯二甲酸酯内含有的邻苯二甲酸二辛酯（Dioctyl phthalate）对胎儿有害。除此之外，鞋类还含有锡化合物、砷、镉、镍、铅、水银等毒性较大的重金属，孩子长期接触鞋类粉末会引起过敏性疾病或癌症。所以，大家一定要注意不要购买气味大或者塑料含量高的鞋。

远离致癌物质

大家买了新衣服后就想立即摘掉商标穿在身上。但是，为防止衣服变形、褶皱和静电，衣料里添加了甲醛等化学物质。这种化学物质对皮肤柔软、脆弱的孩子伤害很大，会引起严重的皮肤病，甚至引起皮肤癌。尤其是炎热的夏季，出汗后毛孔扩大，新衣服内所含的化学物质更容易被皮肤吸收，所以一定要洗干净后再穿。

干洗过的衣服会发出一种刺鼻的气味，我曾为此感到无比惊讶。干洗是利用石油系溶剂，即油性清洗剂清洗，再用烘干机烘干的洗衣方法。那种刺鼻的味道源于烘干时清洗剂排出的有机化学物。有研究小组对干洗后的衣服进行检测，检测出能引起过敏反应的挥发性有机化合物含量比标准含量高300倍以上。不仅如此，还检测出了一级致癌物质苯和甲苯。

衣料制造过程中常被表面活性剂所含的壬基苯酚污染。洗衣服时会排出大量壬基苯酚。这些物质进入人体后不仅会造成激素紊乱，还会引起内分泌系统障碍。这些症状虽不会立刻出现，但并不是说少量的壬基苯酚就是安全的，我们不能对它掉以轻心。少量物质不断在体内堆积就会产生不良反应。

攻击肺部的加湿器杀菌剂

2011年，一些使用过加湿器的孕产妇和儿童，在不明原因的情况下因肺部损伤而死亡。疾病管理部通过动物实验发现，造成肺损伤的元凶是加湿器杀菌剂。这一研究结果在韩国引起一阵混乱。积水的加湿器内繁殖细菌的可能性非常高，所以常为其添加阻止细菌繁殖的杀菌剂，没想到这反倒成了孕产妇和儿童死亡的罪魁祸首。疾病管理部的调查结果显示，截止到2012年4月，韩国疑似因加湿器杀菌剂引起的肺部损伤事件有359起，其中112名患者死亡。

这里隐藏着一个致命原因，就是韩国政府的管理疏忽。在国外名为加湿器清洁剂的产品在韩国变成了加湿器杀菌剂。相同化学物质用途不同对人体产生的影响就有很大不同，而且化学物质的粒子越小对身体的毒性就越强。

虽然甲基异噻唑啉酮（MIT）、聚六亚甲基胍（PHMG）、寡［2-（2-乙氧基）-乙氧基乙酯］氯化胍（PGH）这三种物质可以用来清洁加湿器，但却从未有人研究过将它们加到水里供人们直接使用会产生什么后果。加湿器散发出的微小水珠内的强力杀菌剂，能渗透到人的肺部，引发炎症。产生炎症的肺部因纤维化反应变硬，从而导致死亡。这就是加湿器杀菌剂事件的实质。

化学物质不仅是粒子大小不同，对肺、消化器官、皮肤等不同部位的毒性也不同，所以对化学物质的管理一定要考虑到这些特性。因此，在没有确定做好毒性评估的状态下，商家便把清洁剂变成杀菌剂来销售，就是韩国保健福祉部疏于管理造成的。当事态严重后，该部门才大规模回收加湿器杀菌剂，并开始对所有产品进行类似部分医药用品使用法的限制管理。

如果没能有效管理这些危险化学物质，也没有向消费者提供正确的情报，那么可以说，我们的生活到处存在危机。

为杀害虫反害己

杀虫剂是为了杀死害虫而研发出来的东西，但它含有毒死蜱（Chlorpyrifos）等有毒物质，对人类来讲也有危害。最近，很多杀虫剂产品宣称含柑橘提取物等天然成分，味道清新且对人体无害，但其实杀虫剂的毒性并没有消失。长期接触毒死蜱会损伤人的认知能力和运动能力，另外对生殖器官也会产生毒害。

杀虫剂内所含有的毒死蜱成分会对神经系统产生影响，可能引起癌症、呼吸紊乱、先天性障碍、基因异常等危害。部分企业保证对产品安全性进行再次检测，并自愿回收产品。

那么，电蚊香不向空气中喷洒液体，它是安全的吗？绝对不是。它也是通过将杀虫成分挥发到空气中完成杀虫的。大家要注意，其挥发出来的物质进入人体后会产生干扰内分泌的化学物质（环境激素），使人体出现内分泌紊乱现象。

隐形的敌人——螨虫

外表看来没有一粒灰尘，整洁、干净的家，为什么会使人打喷嚏、流鼻涕和浑身瘙痒呢？

粉尘螨虫在我们看不见的地方繁殖，引发呼吸系统疾病和过敏性疾病。粉尘螨虫的大小在0.1毫米～0.5毫米，是很难用肉眼看见的小虫子。它们靠吃从人类的皮肤上脱落下来的角质、污垢、头皮屑等维持生命，主要在床垫、被褥、枕头、毯子、沙发、地毯、冷暖气装置等地方繁衍生息。接触到粉尘螨虫后可能会引起瘙痒、哮喘、鼻炎、过敏性皮炎等疾患。空气流通不好的冬季堆积的粉尘螨虫更多，导致患病的概率更大或症状更严重。

螨虫是一种无论生死都在伤害人类的恶毒家伙，它的排泄物、尸体、卵、幼虫内含有很多能引起过敏反应的物质。螨虫每天排泄出约20个、一生排泄约2000个特殊蛋白质球，即螨虫粪便，可引起过敏。螨虫死后变成微小粉尘飘进空气中，进入人们的鼻子、眼睛或者皮肤里后，引起各种疾病。

TIP 逃离家中隐形毒物的方法

●———— 各种芳香剂或除臭剂都由化学成分组成，这自然使之含有大量有毒物质。如果想要维持空气的清新，我们可以经常开窗换气，在做饭的时候打开抽油烟机以防止油烟在室内扩散。与其为了让家中散发宜人的香气而去使用芳香剂，不如在房中放一束插花或种一些植物，利用一些天然材料来帮助净化空气。

●———— 新衣服一定要洗过再穿。洗衣服的时候，用温水比用冷水更容易洗掉衣服上残留的化学物质。不便用于水洗的衣服，则最好放在阳光充足、通风性好的地方晾5小时以上，以使衣服上的化学物质能够发散出去。干洗过后的衣服最好放在通风好的地方晾一晾，以消除衣服上难闻的味道。不仅仅是外衣，还有内衣及与皮肤直接接触的寝具、毛巾等在使用之前一定都要彻底清洗。

●———— 加湿器杀菌剂已经被保健福祉部全数做回收处理了，企业也正在对这一产品的安全性进行再研讨。虽然是因为在加湿器中使用了杀菌剂才引起如此严重的问题，但是加湿器本身的构造非常易于细菌繁殖，所以需要我们格外注意。我们要经常给加湿器换水，以防加湿器中长期储水，此外还要注意不能疏于清洗，用配套的清洗工具仔细清洗加湿器各个角落。如果对加湿器中细菌的繁殖感到不放心，我们还可以选择在室内挂一条湿毛巾等方法来调节室内湿度。

●———— 尽量不要使用杀虫剂，取而代之，在窗户或房门处装一个严严实实的纱网。如果室内总有蚂蚁出没，我们就需要将蚂蚁爬过的痕迹擦得干干净净。因为蚂蚁是一种集体活动的动物，如果消除它们的活动痕迹，那么其余的蚂蚁就无法找到前进的方向了。另外，为了阻止更多的虫蚁进入，我们要把家中所有的缝隙都仔细堵好。夏天蚊虫猖獗的时候我们可以试一试用食醋赶走蚊子，在裸露的皮肤上滴一滴食醋就能避免蚊虫的攻击了。

●——— 为了防治粉尘螨虫一定要经常通风换气，并把螨虫喜欢的灰尘清扫出去，各个角落的细尘也要清扫干净。将经常有螨虫栖息的被子、枕头、厚衣服在热水中洗涤后，在太阳底下晒干晒透。即使没有办法经常换洗也要时常抖动一下，这对防治螨虫能起到一定辅助作用。而像床垫和沙发这种无法清洗的东西，或是打扫时无法够着的床脚等螨虫爱栖息的地方，我们可以通过桂皮来处理。以1：9的比例将桂皮泡在水中之后，再将桂皮水放入喷水器中进行喷洒，就可以清除粉尘螨虫了。

新居让孩子生病

新家在危害着孩子们的身体健康！如果在家里
感到呼吸不顺畅、眼睛酸痛和恶心，我们就必须马
上赶走新家中的毒性物质。

有两个身患严重过敏症的孩子，他们的母亲（朴某）是一名家庭主
妇。自从几年前搬进新的公寓之后，孩子们就开始和过敏症状展开一场恶
战。因为整天不停抓挠使孩子们全身都是血印子，每当看到孩子们这副模
样，妈妈就总感觉这是自己的错并为此彻夜难眠。孩子们因为太痒而难以
入睡，所以总是爱发脾气，性格也渐渐变得恶劣起来。妈妈把听说有效的
药给孩子们吃了个遍，也去过各家名声在外的好医院，但是孩子们的过敏
症状还是不见好转。

妈妈看着孩子们的过敏症状受新公寓中的有毒物质影响而日渐严重，
可是却没有办法把新公寓卖掉。

有一天，朴某听说家里只要经常换气通风就能减轻过敏症状，于是她做了一个决定——在家里的多个地方都装上通风器。带着只要能消除孩子们的痛苦，无论是什么方法都要试一试的想法和决心，朴某在家中装上了通风器。结果几个月之后出现了意想不到的惊人效果，孩子们的痒症逐渐减轻，睡眠也随之越来越好了。虽然过敏症并未得到痊愈，但是症状明显减轻了。

危害家人生命安全的新家

新家症候群的严重性是在数年前电视里播放的一个纪录片而为众人所知的。新建的公寓虽然表面上看起来干净舒适，但是其中各种内部构成材料所含有的毒性会散发到空气中，污染室内空气。孩子相比成年人而言免疫力和排毒能力较差，所以如果长期接触壁纸、地板和油漆等散发出的各种毒性物质，就会很容易患上特应性皮炎和过敏症。

壁纸大部分都是用合成树脂组成的丝质壁纸。在贴壁纸的时候使用的化学黏合剂是一种非常危险的物质，因为化学黏合剂中含有苯、甲醛、甲苯、二甲苯、苯乙烯等毒性物质。新购置的家具也含有诱发过敏性疾病的物质。家具制造过程中使用的涂饰材料和黏合剂等也会散发出甲醛之类的毒性物质。

新家症候群的症状并不一定只在新家中才会发生。在建房子的时候，产生的石棉、一氧化碳、二氧化碳、臭氧、微尘等有害物质的危害将长期存在，而不是只在建筑时期才有。

针对这些问题，消除对孩子的健康造成致命危害的各种挥发性有机化合物的"环保"产品开始上市。有关部门也正在从法律层面进行管制，鼓励大家使用环保油漆。但是这些产品模糊了"环保"的基准和意义，使之被理解成"对人体无害的油漆"。环保油漆从根本上来说也还是石油化学油漆，只不过相对降低了其中的甲醛和挥发性有机化合物的含量而已，其本质并未改变，所以孩子患上特应性皮炎或哮喘的概率，也就比用其他油漆稍微好一点点。

加重过敏和哮喘的毒性物质

20世纪初开始使用的"特应性"（atopos）这一用语来源于希腊语"topos"，是在此基础上加上表示"反对"或"外面"意思的"a"后创造而成的。所谓的"特应性皮炎"是一种皮肤炎—过敏性哮喘—过敏性鼻炎的阶段性免疫反应，因此也被称为"接应性皮炎"。通常来说，孩子在长到中学阶段就能自然痊愈，但是肺功能较弱、免疫力不强的孩子长大之后可能会患上呼吸系统疾病。

现在韩国国内经历过特应性皮炎的孩子占所有孩子数量的40%。在6～12岁的儿童中，患有过敏性哮喘的儿童所占比重从1964年的3.4%上升到2003年的16.3%，即40年间足足增长了4.8倍。现在受极度瘙痒所折磨、为呼吸困难而苦的特应性皮炎和过敏性哮喘患者仍然在不断增加，其原因在于这类疾病主要受环境方面影响，而现今环境污染正在不断加重。

我们需要一一仔细探究周围哪些毒性物质会引起或加重孩子的特应性过敏症症状，做好事先防范措施和事后应对措施，因为特应性皮炎和过敏性哮喘是遗传基因、免疫系统、环境因素共同作用的结果。

粉尘螨虫、蟑螂、蚂蚁等是主要过敏症抗原，威胁到孩子的身体健康。甚至有报道称，婴幼儿时期牛奶或鸡蛋等食物抗原会使特应性皮炎恶化。

霉菌诱发哮喘。有研究显示，霉菌栖息程度的指标和哮喘产生的危险概率几乎处于一致水平，足见霉菌和哮喘之间的密切联系。其中特定的霉菌种类可能会成为引起过敏性肺炎的抗原，这一抗原进入肺部之后不仅会引起炎症反应，同时还可能诱发皮炎。

吸二手烟也是肺部未完全长成的孩子走向哮喘之路的"捷径"。那些经常接触二手烟的孩子，会有频发哮喘、呼吸道疾病等肺部功能下降的倾向。

依据韩国健康保险团体2011年的统计，每10个哮喘患者中有4个是儿童，其中，免疫系统不发达的12岁儿童尤为严重。2010年，国民营养健康调查结果中，过敏性鼻炎患者增加了13倍，特应性过敏症等环境疾病患者数量达到了近813万名。其中，未满9岁的儿童占总患者数量的30%。

进入21世纪之后，呼吁关注工业园区附近居民的健康受害情况的报道也与日俱增。另外，城市儿童因环境问题而引发的特应性过敏症类的皮肤疾病被报道的次数也逐年增加。这些正说明了这一问题的严重性。

2003年，对健康保险申请材料进行分析的结果显示，韩国儿童哮喘患者所需的社会性费用达到801亿韩元（相当于4.7亿人民币），直接费用达到468亿韩元（相当于2.7亿人民币）。孩子的痛苦自然不必说，家庭和社会所承受的压力也不容小觑。如果将这看成是我们无能为力的先天性遗传问题而置之不理，或者秉持认为这种疾病能够自然痊愈的乐观态度，那么来自孩子，乃至家庭和社会的呻吟声可能会越来越大。

梦想一个健康之家——"盐之屋"

"我的亲戚里，有一个从出生开始就为特应性皮炎所苦的孩子，非常可怜。后来因为了解到食盐的好处，于是就把它应用到建房过程中去了。"

2012年，韩国KBS电视台的新闻中，一个有趣的采访引起了广大观众的好奇——不过敏的环保住宅？

位于京畿道阳平郡西宗面仲美山山脚的盐之屋，是徐爱静（音译）女士从2003年开始，在建筑业界精英的丈夫和室内建筑设计专业毕业的儿子的帮助下，从设计到施工全部亲自督促、仔细检查，以盐为主料建造而成的"环保住宅型"庭园。

盐之屋的墙上涂抹的不是壁纸或油漆，而是将食盐放在70℃～80℃的温度下烘烤而成的"生物盐"。这种盐已经韩国首尔大学研究组检测通过，是拥有挥发性有机化合物并含碱量极低的新材料。它不仅能够吸收异味，还能吸收细菌、微尘等有害物质，是非常好的环保材料。

有研究表明，盐墙不仅能够吸收并保存周围的水分，还会在室内干燥的时候将水分重新放出，自动地调节室内的温度。有了它，不仅能减少家中冷暖空调的费用，还能净化家中的味道，释放出远红外线和负离子，为屋主创造一个健健康康的家。

那么，盐之屋就真的不用担心新家症候群了吗？室内环境专家的调查结果显示，盐之屋中的有害化学物质——甲醛的含量测定结果为0.02毫克/升，低于环境部的基准0.1毫克/升，可免于新家症候群的危险。通常而言，新家症候群现象一般要在3年之后才能完全消失，而盐之屋的惊人效果已得到肯定。

不仅如此，盐之屋从房子的结构建材到涂饰材料都是由环保材料制成：室内的骨料使用的是以矿物质为原料的材料，地板使用的是高压合成之后在盐水中沉淀的天然黄土地板材料。尤其是进行内部装修时，徐爱静女士淘汰了大众家庭使用的黏合剂或化学涂料，直接选用了原木。在采访时，她将盐和原木比作一对完美的情侣，并解释盐墙起到的防湿效果能使原木不会发霉变质。另外，她的屋顶使用了隔热和防水效果非常好的黏土。

盐刷的墙面尝起来会有咸咸的味道，其纹理看起来也凹凸不平，甚至能看到盐颗粒，可就是这种粗糙的感觉却能清晰地让我们感受到大自然的气息。不过遗憾的是，建造这种房子的费用是惊人的，普及"盐之屋"的想法会受到一定现实情况的制约。所以，目前徐爱静女士计划先行推广"小型盐之屋"。

当然，即使房子再环保，从现实的角度出发，我们也不可能让每个人都生活在从结构建材到涂饰材料都使用环保材料的房子中。而且眼下急于解决的问题也并不像想象中的那么简单，虽然解决过敏症和保护家人的健康而建造的环保型住宅，会比庭院式住宅更适合城市，但是一说费用和环境问题，在城市里居住的人们打造"盐之屋"的可能性便变得微乎其微。因此，我建议大家可以试试在房间的墙壁涂抹"生物盐"，虽然不能完全杜绝环境因素给儿童带来的伤害，但是我相信这种方法对孩子有严重的特应性过敏症的家庭而言，是值得参考的。

各种有毒物质使家庭处于亚健康状态，并进一步危及孩子的身体健康。如果想要一个安全的家庭环境和健康的孩子，那么我们是不是应该在目标实现之前，先对自己的居住环境进行一番大胆的改造呢？

TIP 日常生活中预防特应性皮炎的方法

特应性皮炎并不是简单的皮肤炎症，而是由吸入呼吸器官的抗原产生的炎症导致的过度免疫反应。因此，特应性过敏症的治疗需要结合呼吸器官的管理，找回正常的免疫状态。

● —— 首先，每天坚持晨练30分钟以上或者经常进行爬山等有氧运动，这样就能清理肺部，使呼吸变得更加顺畅。另外，改掉主要食用方便即食食物等饮食习惯，恢复正常的自我免疫系统，获得战胜特应性皮炎的力量。这种做法尤其适用于老人和孩子。

● —— 在室内大量种植植物也有助于预防特应性疾病。如文竹、珊瑚树、福禄桐、观音莲等是适于在办公室或客厅、卧室、书房等房间里种植的植物。这些宽叶植物能够吸收一氧化碳和挥发性有机化合物，调节室内的湿度，净化空气，从而有助于预防甚至治疗特应性过敏症。

● —— 由鼻炎引起的睡眠不足会妨碍孩子成长激素的分泌。因此，一旦发现孩子有鼻炎征兆，我们就必须采取快速且恰当的治疗。如果孩子有鼻炎发病的可能性，我们最好马上扔掉螨虫可能栖息的地毯，并杜绝在室内养宠物。

● —— 患有哮喘的孩子因肺活量小和呼吸困难，通常会拒绝进行一些身体活动，但这会对孩子的发育成长形成阻碍。这种情况，最好让孩子

73

每天做30~60分钟的跳绳、原地跳、走路、跑步等刺激成长的运动。

　●————— 解决新家症候群的问题，提高新建筑物的温度是不可缺少的，也就是说可以通过加热烘烤赶走家中的有毒物质。首先，如果要搬到一个新建的房子或家中新贴了壁纸，那么就必须在入住之前，将整个房间进行35℃~38℃、长约5小时以上的充分烘烤。然后再进行通风换气，将甲醛和各种挥发性有机化合物释放出一部分。这时，房间内比起平时的有毒物质含量会大概减少20%。在连续反复操作后，家中萦绕的有毒物质将会被赶出去一大部分。当然这并不是最完美的办法。这种烘烤的方法会造成室内温度不均，或不同房间的温度产生差异，从而导致甲醛的气味流向不正常，最终使房子内化学物质的浓度产生差异。因此，除了加温之外，我们还需要同时使用其他能够分解有害物质的方法。

　●————— 使用芳香剂或除臭剂，可能会增加更多有毒物质的产生，使你想要净化空气的目的适得其反。所以，为了保持室内空气的清新度，我们最好在家中放置一些观音竹、绿萝、仙客来、龙血树等植物。此外，在家中各个角落放上能够吸附空气污染物质的木炭，也是一个不错的方法。

　●————— 室内最重要、最基本的保持空气清新的方法就是通风换气。如果不经常通风换气，即使用再好的空气清洁器也是徒劳。我们要将换气融入生活，不时地开窗透气。从目前的效果来看，最有效的换气方法是将相对的两面窗打开，从而达到对流换气的效果。除此以外，衣柜、抽屉、家具的门等都要经常打开透气。因为在制造家具的时候，工匠会使用黏合剂、防腐剂、光亮剂等一些对人体有害的化学物质。所以建议在搬新家或买新家具之后，房间每天最好进行3次以上的充分换气，且时间最好维持1个月左右。

孩子的玩具是危险品

无心之中选择的玩具危害到孩子的大脑、皮肤和呼吸器官。让我们挽救自己的孩子，让他们免于含有各种致癌物质和重金属的玩具之害。

孩子们整天都对玩具吸咬摸抱，特别是刚出生的婴儿不管手里抓的是什么都往嘴里送，可玩具中因被检测出有害物质而被大量回收的事件从未断过。最近，韩国环境部对4000余个儿童玩具进行调查，结果查出有320个产品中含有的环境激素——邻苯二甲酸酯和重金属量已经超出了标准值。为了软化塑料而使用的含有邻苯二甲酸酯的塑化剂，不仅会引起身体内分泌系统的紊乱，还会导致遗传性基因突变，对孩子而言是致命的毒性物质。

韩国患有过敏性疾病的4岁以下儿童有近110万名，且以每年1万多名的数量增加。引起这一疾病的主要原因就是儿童玩具，因为很多玩具中都含有大量铅、镍等重金属和乙酸乙酯之类的致幻物质。

近来，很多在文具店中购买"美甲化妆品套装"的孩子纷纷出现了头疼和呕吐等症状。据调查，这是韩国富川的某企业从国外引进的一种由美甲油、护甲油和人造指甲制成的化妆品。因为它的色彩缤纷艳丽，在爱漂亮的女孩中间人气颇高。从2008年至今，韩国已从国外进口了近40万种这类产品，其中有35万种已在市场上流通。这些没有得到安全认证的产品经由文具商被卖往各地，将孩子们陷于危险境地。

后经韩国国立科学审查研究院检测结果显示，这一产品中含有大量的乙酸乙酯、乙酸丁酯和二甲苯等物质。乙酸乙酯是一种致幻剂，是禁止向青少年销售的。长期接触这一物质会使皮肤、鼻子和喉部受到刺激从而引起皮肤炎症。乙酸丁酯常用于飞机涂料的原材料，大量接触会产生头痛和麻醉等副作用，因此被严格规定为对青少年有害的物质。

这类事件并不会止于几起揭发事件，究其原因，主要是各种玩具和婴儿用品蒙蔽了父母的双眼，避开管理局的监管侵入孩子的日常生活。各种处于安全监测死角的玩具等用品就被放在孩子触手可及的地方，我们如何能放心？

检查孩子的桌面

恩静女士的女儿智媛快上小学二年级了，今天逛超市的时候智媛在文具区徘徊不已。新学期就要开学了，为了购置一些新文具母女俩一起来到超市，但是妈妈和女儿的意见却难以达成一致。智媛坚持要买颜色鲜艳、图案多彩的笔记本，妈妈却因为笔记本上散发的奇怪味道而拒绝购买。而且这种笔记本用手一摸就使手沾满金色粉末，实在让人望而却步。智媛缠着妈妈说笔记本做得这么漂亮会对学习有帮助。在女儿的恳求下妈妈又有些动心。

每逢新学期开学，超市里就经常能看见上面这种场景。婴幼儿用的玩具经常会被孩子放进嘴里吸咬，所以父母通常会特别费心地挑选，而对学习用品的选购就不怎么上心了。孩子已经长大，会选择自己喜欢的学习用品了，妈妈一般也会选择尊重孩子的意愿和喜好。

孩子进入小学以后就不怎么接触玩具了，取而代之的是他们经常触摸的学习用品。事实上，很多文具中含有各种重金属和环境激素，所以父母在选择的时候，也应该付出不亚于挑选婴幼儿玩具时的细心。迷惑孩子的华丽色彩大部分都使用的是含有铅、镉和铬等元素的颜料或涂料。这些重金属会刺激孩子的皮肤引起皮肤疾病，妨碍或滞延智能或神经系统的发展。

新闻中关于这些玩具和学习用品，含有大大超出标准值的铅含量的报道数不胜数。另外，还有报道称某民间组织将橡皮球进行铅检测后，竟然发现铅含量超出标准值5倍左右。韩国产业通商资源部调查结果表明，各种儿童用品中都被检测出甲苯等致癌物质和有害重金属、有毒香料等物质，因此我们在购买产品的时候一定要仔细挑选。

孩子在文具店能够轻易买到的肥皂泡玩具绝不是安全的产品。肥皂泡玩具是孩子童心的象征，其中的主要成分是洗涤剂的原料——合成表面活性剂。长时间接触合成表面活性剂，会引起神经功能上的障碍，降低孩子的免疫力，使孩子患上特应性皮炎、哮喘和鼻炎等。在合成表面活性剂中，被洗发露之类的清洗剂广泛使用的十二烷基硫酸钠，能够轻易侵入皮肤，在心脏、肝脏、肺部以及脑部等部位停留5日左右，是具有潜在性危险的因素。请记住，孩子们用合成表面活性剂制成的玩具进行的吹肥皂泡游戏，已经不能再被当成一种"游戏"了。

吸入环境激素的孩子

母乳喂养有利于孩子健康的事实已众所周知，成为一种常识。母乳中含有适于孩子生长的蛋白质和脂肪等营养物质，而且比例均衡，因此对孩子的健康有益。此外母乳还含有能够促进脂肪消化的脂肪酶，有利于孩子的消化，而这是奶粉中没有的。

母乳喂养并不是只对孩子有益，孩子在吸奶的时候会刺激母亲分泌的催产素，这有助于产妇的子宫收缩，从而减少产后出血，所以母乳喂养对产妇的健康也是非常有益的。另外，在喂奶的过程中，产妇和孩子之间的联系能够得到提高，有助于孩子心理的健康，因此母乳喂养可以说是上天赐予产妇和孩子双方最棒的礼物。

但是，并不是世上所有的妈妈都能够进行母乳喂养。因各种条件或环境的制约而不能进行母乳喂养的产妇也不少，母乳和奶粉双管齐下或者先把母乳挤出再用奶瓶喂给孩子的情况也很常见。这种情况下，孩子通常都是直接吸奶瓶，所以奶瓶的卫生管理一定要彻底。比较具代表性的奶瓶消毒法就是放在热水中烫煮消毒。

问题是奶瓶主要是由聚碳酸酯做成的，放在热水中煮的时候会产生一种叫作双酚A的物质。和二噁英一起并称环境激素两大主角的双酚A，能引起男孩精子数量减少、神经发育障碍等问题。即使是极少量的双酚A对孩子而言也可能是致命的，因此欧洲全面终止了可能被检测出双酚A的奶瓶的制造、销售和进口。

随着双酚A被指定为毒性极严重的物质，"零双酚A"（BPA free）产品人气暴增。但是美国国家环境卫生研究中心（NIEHS）发行的学术杂志称，零双酚A产品中也被检测出环境激素，并引起轩然大波。研究中心对零双酚A产品进行细胞毒性试验，92%的产品都被检测出含有雌性激素活性物质。这意味着，如果是塑料产品，即使不含双酚A，也可能会产生其他激素混乱物质。

在孩子嘴里进进出出的塑料餐具也同样不安全，因为用塑料勺子喝热汤的时候，塑料塑化剂中的邻苯二甲酸酯成分一定会进入孩子的身体里。

威胁孩子健康的"塑料王国"

20世纪70年代，美国聚氯乙烯（PVC）工厂的工人因长期接触致癌物质氯化乙烯气体，患上肝癌中的一种——肝血管肉瘤而导致死亡的事件时有发生。塑料的主要成分聚氯乙烯会扰乱人类内分泌系统，妨害身体的成长，扰乱生殖系统和免疫系统的功能，有时还可能导致死亡，是一种可怕的化学物质。

对塑料危险性的警告，从1869年塑料被发明以来，就一直持续至今。曾经主要用于战争物资的塑料，在20世纪二三十年代之后正式进入消费市场，其使用范围也扩展到各种生活用品。可事实上，石油中提取的人工合成物——塑料中含有大量致癌物质。

既是一名科学记者又是3个孩子母亲的苏珊·弗赖恩克尔，在《塑料社会》一书中，通过细心的取材和实验揭露了塑料有多么深地侵入我们的生活。她为了弄清人类是否能够一整天不使用塑料进行了简单的试验，但是早晨起床不过10秒钟之后，面对不得不坐在厕所坐便器上的自己，她感到备受挫折。

有助于开发孩子智能、创造力和学习能力的婴幼儿玩具，大部分也都是塑料制品。我们如果施力于塑料，塑料就会随我们的作用力拉长或弯曲。由于塑料具有这种特性，所以常被应用于玩具制造中。通过各种研究，我们开始了解到塑料会释放出各种重金属、化学物质和环境激素，加重特应性皮炎或过敏性疾病，因此妈妈的不安也与日俱增。

随着塑料的危害性问题日益严重，欧盟禁止生产和销售含有塑化剂的塑料儿童玩具。耐克、阿迪达斯等体育品牌企业也被全面禁止使用聚氯乙烯。韩国政府也出台了《儿童用品环境有害因子使用限制法规》，为壬基苯酚等4种环境有害因子的使用确定了限制基准。

为了孩子的安全，国家和产业界都在尽己所能，阻止化学物质对儿童产生危害。与此同时，建议作为消费者的父母也提高警觉。

再见，塑料

●———— 在选择玩具的时候一定要确认其中含有的成分。特别是患有特应性皮炎或免疫力较弱、大病小病不断的孩子，由于对玩具中含有的化学物质抵抗能力太弱，因此最好不要接触塑料玩具。如果因为玩具几乎都是用塑料做成的而难以避免接触，那么最好和家人一起利用可回收物品亲手制作玩具。和孩子一起用纸箱子或空牛奶盒等制作游戏用品的方式，不仅有助于开发孩子的创造性，还能够保护孩子免于各种有害物质的危害。

●———— 选择奶瓶的时候一定要看清其制造成分。韩国消费者团体代表曾经在韩国政府帮助下，对市场上流通的奶瓶进行过安全性评估。公布的评估报告表明，用聚醚砜（Polyethersulfone）、聚苯砜（Polyphenylsulphone，简称PPSU）和硅材料制作的奶瓶，相对而言受到众多妈妈的好评，而聚丙烯（Polypropylene，简称PP）和三苯甲烷（Tritan）材质的奶瓶评价较差。虽然产品因材质不同，价格上也会产生差异，但是妈妈还是愿意选择不会危及孩子健康的产品。

另外，奶瓶在使用之后最好马上清洗，还要经常更换。我们可以选择耐热性较强的产品，但是不能在热水中煮太久。最近，市场上能买到瓶身用隔热玻璃制造的奶瓶，虽然在有害物质方面没有塑料多，但是玻璃的重量使我们用起来较为不便。

●———— 画有动漫人物或斑斓色彩的儿童用塑料餐具，不仅很招孩子喜爱，而且不易打碎。但是，尽管能够保障物理性安全，我们最好还是不要使用塑料餐具，因为孩子很容易通过塑料餐具摄取到环境激素。

●——— 部分玩具或学习用品会散发含有邻苯二甲酸酯等毒素的环境激素，十分危险。所以在购买的时候，如果产品散发出严重的刺鼻味或色彩不均情况较严重，就绝对不要购买。特别是那些没有欧洲产品认证标记（CE）的进口产品或没有经过相关机构检测认证的玩具，是危害孩子健康的违禁品之一，一定要小心，不要购买。

●——— 为了适应环保趋势，销售天然材料玩具的网店陆续登场。用木和布等素材制作的玩具兼备设计感和实用性，其中主要用于培养孩子才能的方块字和拼图比较吸引消费者。2013年4月，在韩国国际会展中心开展了环保纸体验展——"纸脚印"的长期展示会，告诉人们环保纸可实际应用于生活当中。家长们不要错过任何一个通过持久的关注和快速的信息采集，来兼顾孩子精神世界和身体健康的机会。

方便的厨房背后一片狼藉

厨房不再安全，从平底锅之类的厨具到瓶瓶罐罐和清洁用品无一不带有毒性。这一充满毒性物质的空间该如何恢复安全呢？

受污染的餐具直接出现在我们的餐桌上。本应该最健康、最安全的餐桌，现在却因各种致癌物质和重金属而受到污染。

不粘的平底锅——多亏了致癌物质

有一天，某网络论坛开展了一个平底锅的秒杀活动，这是只有前50名才能买到锅的活动。为了买到物美价廉的铁氟龙不粘平底锅，家庭主妇们从早上就开始进行激烈的争夺战。

不粘锅能够省去主妇们洗锅的辛苦，但是锅的内面覆盖着一层叫作全氟辛酸（PFOA）的致癌物质。一般不粘锅都是用黑色的涂料即铁氟龙涂料涂抹。铁氟龙是氟聚合物涂料的代名词，有美国杜邦公司的商标。全氟辛酸不仅使用在厨房用品上，还广泛应用于半导体、宇宙航空产业、汽车涂饰材料上。这一化学物质是一种致癌物质，特别对孕妇而言是一种危险物质，可能引起流产。虽然它对人体产生的影响还未进行准确揭露，但是在动物试验当中，大量接触全氟辛酸的老鼠会生下畸形的小老鼠，此外还有肝功能退化的症状。

　　即便如此，杜邦公司2005年仍在《纽约时报》和《LA时报》等美国8大主要新闻报纸中声称"铁氟龙平底煎锅的涂料是安全的"。但是，美国国家环境保护局（U.S. Environmental Protection Agency）就曾以隐瞒有害化学物质信息和将含有有毒物质的工厂废水排入江中的名义，对杜邦公司施以1.65亿美元的罚款。

　　2004年，大邱天主教大学的杨载浩（音译）教授和美国纽约大学联手，对世界9个国家共12个地区人民血液中全氟辛酸的残留浓度进行调查。结果显示，韩国女性血液中的全氟辛酸残留浓度比其他国家女性要高出3~30倍。另外，美国琼斯霍普金斯医院的300名新生儿中，有298名的脐带血中被检测出含有全氟辛酸，这一报道震惊了世人。而导致这一结果的原因，就在于类似不粘锅这种厨房用具的使用，让很多人接触到全氟辛酸这一物质。最近韩国电视购物广告中，宣称即使不放油也不会粘锅的一款"大理石涂层"锅，也是在铁氟龙之上覆盖一层大理石质感的花纹之后制造而成的，所以仍然逃脱不了全氟辛酸的危害。

　　还有虽然最近不常使用，但是在超市里还是能够买到的、能够让人产生怀念之情的洋白铜锅。这种锅也是相当危险的。去掉洋白铜产品的黄色表皮之后我们就能看见内部的铝材质。铝的黏合力强，和铁元素性质相似，所以如果进入人的体内就会抢走本属于铁元素的位置。铝在体内累积过多，会产生贫血、眩晕、因神经系统异常而手抖、骨质变脆等，甚至导致骨软化症。最近某调查结果显示，老年痴呆患者身体内的铝元素含量数值较高。因此一部分国家的法律禁止在厨具中使用铝。不要带着就吃一碗应该没关系的想法而去使用洋白铜锅煮东西吃，否则你的做法会让本该最安全的厨房变成最危险之地。

方便的厨房用具是福还是祸

不粘锅之类料理用具上的致癌物质只是厨房问题的冰山一角。洗碗的时候使用的橡胶手套或亚克力（聚甲基丙烯酸甲酯）刷碗布也在释放着环境激素。用聚氯乙烯材料制成的橡胶手套和天然橡胶比起来手感更好，颜色也更好看，所以得到主妇们的青睐。但是用聚氯乙烯材料制成的部分橡胶手套，曾被检测出含有扰乱内分泌系统的物质——邻苯二甲酸二辛酯（DEHP）和己二酸二辛酯（DEHA）。这两种为了增加塑料柔软性而添加的无色无味的非溶性物质，如果被人体吸收，就可能会产生生殖功能障碍和畸形。为了保护双手不受洗洁精的损伤而使用的橡胶手套，反而成了伤害我们身体的祸首，这一事实肯定让不少人头疼不已。所以，我在这里建议大家在使用橡胶手套时，先在里面戴一双纯棉手套来避免橡胶跟皮肤直接接触。

即使没有洗洁精也能把碗洗得干干净净的亚克力刷碗布，不仅能够防止环境污染，用起来还简单便利，因此在主妇当中受到热烈欢迎。但是万事都存在两面性，虽然可以不使用洗洁精，但是相对的，因亚克力的特性决定其难以进行回收利用，也不可分解，所以从另一方面来考虑，它同样会造成环境污染。另外，亚克力是从一种叫丙烯腈的化学物质中提取出来的成分，其安全性目前尚无法得到考证。

"零双酚A"制品真的安全吗

塑料材质的保存容器也是无法让人安心的一种器具。一般被冠以"XXlock"品牌的密闭容器大部分都是用聚丙烯材料制成的。这种材料的化学结构决定了它不会散发环境激素，因此相较于其他塑料材料而言，它的确比双酚A等物质更为安全。作为参考，商家一般会在聚丙烯制的产品容器中刻印着"5"的字样。

但是宣传使用三苯甲烷（Tritan）材料，且未检测出双酚A物质的"零双酚A"产品的安全性目前还未得到确认。

"百分百零环境激素！"

"未检测出环境激素的安全产品。"

各种广告语句为产品掩盖真实面目，但是实际上零双酚A产品的原料供给公司，也并未对三苯甲烷材料是否能使用微波炉加热这一疑问给予任何明确应答。也许三苯甲烷材料中真的不含有双酚A，不过，却不知道它是否含有其他环境激素。在这种情况下，韩国国内厂商就向外宣称这一产品可以放进微波炉加热，这很容易让广大消费者处于危险中。

奶瓶、杯子、水瓶、食物储藏容器等，这些由合成树脂塑料原料制成的厨房用具，很多也都含有双酚A。

韩国汉阳大学桂命赞（音译）教授在2008年揭示，双酚A可能引起性早熟症等各种性激素分泌方面的问题。尤其是进行针对幼儿影响的研究中，所有接触双酚A之后的幼鼠都出现了生殖器过早发育、成长激素不正常的状态。另外睾丸和卵巢中生成激素的基因表现也出现异常。换言之，这表明如果孩子过多接触双酚A，可能会导致第二性征加快出现或者产生生殖系统功能发育方面的问题。

　　美国疾病控制与预防中心的研究结果表明，93%的美国人的小便中被检测出含有少量双酚A的成分。由此，美国萨福克郡州议会全票一致表决通过禁止使用双酚A的法案。随后，加拿大政府也明文禁止了相关产品的销售。

　　双酚A对人体有害，这不仅仅是美国和加拿大存在的问题，韩国食药厅也在每年以100～200名20岁出头的健康男性为对象，进行"精子质量调查研究"。其结果显示，韩国年轻男性的精子质量也处于持续不断地下降趋势。因为这一调查，韩国食药厅将高分子聚碳酸酯材质器具和容器的包装中允许含有的双酚A标准，从2.5毫克/升（百万分比浓度）降到0.6毫克/升。

TIP 打造环保厨房的方法

●———— 在家里保存食物的时候，不要使用塑料容器或保鲜膜。如果必须使用的话，也绝不要将它们放进微波炉进行加热。不要使用成分表中带有以"氯化—"或"氯—"开头，即氯化漂白剂和氯化洗涤剂清洗包装容器。

●———— 比起表层涂抹加工过的不粘锅，不锈钢的煎锅更好。不锈钢不仅化学结构稳定，而且不含有酸性非常强的物质，几乎不会产生被腐蚀的副作用，因此非常安全。使用不锈钢平底锅时一定要事先进行充足的预热，而且如果能够善用橄榄油等油类，也能使不锈钢锅像涂料平底锅一样不粘，使用起来方便、放心。

●———— 各种厨房用品生产企业为了让妈妈们不再担心环境激素的问题，大量推出各种"零XXX"产品。希望大家不要盲目相信这类产品。有关成分标记方面的规定有太多漏洞，所以各生产商能够轻易用无须付太大责任的骗术和障眼法迷惑消费者。最佳防止上当的办法就是尽量不去使用塑料产品，在万不得已要用的情况下，千万不要把塑料产品放入热水或对其进行加热。

*可替代洗涤剂的食品

1.食醋

锅中放入水、食醋和苹果皮煮沸之后锅就会变干净。水壶或锅的水渍则只需在水中滴入2～3滴食醋，再静置一天左右，然后把每个角落擦干净，最后用清水冲洗一遍即可。用食醋擦洗厨房用具和洗碗槽，可以赶走蟑螂、蚂蚁或苍蝇。电饭煲、冰箱、液化气等可以用水、食醋、小苏打以4∶1∶1的比例混合而成的液体进行擦拭，能同时起到洗涤和杀菌的效果。

2.小苏打

刷切菜板或木饭勺等木质器具的时候，先往上面撒些小苏打揉搓一会儿，等苏打散开后倒上食醋，就会马上产生泡沫，过10分钟用清水冲洗即可。使用小苏打还可以轻易将餐具上洗不掉的斑点洗掉。在散发焦味的锅里放入清水，然后再倒上一把小苏打，之后放在大火上煮20分钟，最后擦洗干净即可。如果是清洁玻璃制品，可以将玻璃制品直接放入掺了小苏打的水中浸泡约5分钟，之后用清水洗净就行了。至于金属筷子和勺子可以直接放在溶入了小苏打的水中煮沸，出锅后用清水冲下便干净了。清洗因为十分锋利而难以擦洗的榨汁机时，可在其中放入水和一勺小苏打，然后打开开关搅拌一会儿，再清洗时就非常容易了。清洗厨房的下水道口时，我们也可以用小苏打来代替带有毒性的洗涤剂，在下水道口撒上一小杯小苏打粉，再往上面倒入热水之后，既能杀菌又能去除恶臭。

3.食盐

食盐除了可以吃还能用来打扫厨房。用毛巾擦拭平底煎锅中的热油油渍时，只需在上面撒点儿盐就能轻松将油渍擦掉。如果不小心把油洒到地上，也可以先撒点儿盐再擦拭。

4.可乐

可乐虽然对孩子的身体无益，但是用作厨房洗涤用品却能发挥意想不到的效果。可乐中的柠檬酸在进行氧化的过程中能起到强烈的洗涤作用，所以反过来它对人体的害处也就可想而知了。可乐不仅能够去除油渍，而且放在锅中煮沸之后再擦洗的话，能够将锅上的痕迹和污垢都擦洗得干干净净。

*用EM原液制作环保厨房洗涤剂

使用EM原液等材料就可以做出环保洗涤剂。EM原液是用酵母菌、乳酸菌、光合成细菌等数十种有益的微生物组合在一起培育而成的。将EM原液和洗米水混合在一起发酵之后的产物会产生抗氧化力，可被用于洗涤。EM原液购买之后必须在6～12个月内用完，所以一次不要买太多，而且买一次就能做50瓶以上洗涤剂。用EM原液制作的洗涤剂在洗碗的时候能够轻易去除油渍。另外，洗衣服的时候也能加入少量自制洗涤剂，清洗厕所的时候也可用它来替代洁厕精。

准备材料：
塑料瓶、洗米水、糖浆和EM原液

制作方法：
1.1.5L的塑料瓶中加入半瓶左右的洗米水，洗米水越浓越好。

2.在瓶中倒入糖浆和EM原液各4小盖（塑料瓶瓶盖）。

3.倒满洗米水，盖上盖子之后晃均匀，在室温下保存。

4.放5～7天的时间用于发酵。由于发酵过程中会产生气体，有爆开的危险，所以2～3天就要稍稍打开瓶盖放出气体。

5.当瓶里的液体散发出甜甜的香味且没有气体的时候，发酵就完成了。如果散发出的是臭味，那就要扔掉重做了。

生活必需品过剩的时代

过分追求干净反而可能危害健康。每天都在洗、擦、喷的各种洗涤剂、化妆品和香水，其实隐藏着致命的毒性物质。

大部分当母亲的都有这样的经历，为了避免皮肤娇嫩、免疫力弱的初生婴儿被化学用品伤害，而使用朋友建议或电视广告推荐的各种婴幼儿洗涤剂。因为大家都觉得一般的合成洗涤剂中含有太多毒性成分，担心这些会对婴儿造成不良影响。正是这种不安为婴幼儿洗涤剂开辟了市场。

2010年，婴幼儿洗涤剂被检测出含有扰乱内分泌系统的物质的事件，相信给不少妈妈都带来了巨大冲击。韩国产业通商资源部对市场上流通的16种洗涤剂、12种纤维柔顺剂进行了调查，结果显示，其中的某一产品被检测出含有会引起内分泌系统障碍的壬基酚聚氧乙烯醚（Nonylphenol ethoxylate），该产品是韩国国产的一种婴幼儿液态洗涤剂。

似乎现代人就必须承受各种化学物质的威胁，因为它们无时无刻不被隐藏在各种生活必需品当中。现在已成为生活必需品的化妆品、洗发露、洗涤剂，甚至我们曾一度认为安全的婴幼儿湿巾也悄然无声地融入了化学物质。

欧美曾有刚刚开始牙牙学语的婴儿喝了护发素之后死亡的案例，还有孩子在洒有漂白剂的地面上爬来爬去导致死亡的案例。这些事件在父母听起来都是无比可怕的。而且这些事件就发生在与韩国同样习惯于"工业产品生活"的发达国家内，所以我们绝对不能只把这当成他人的事情。

婴幼儿湿巾的陷阱

婴幼儿湿巾是父母在照顾孩子时不可缺少的必需品。在换尿布的时候用来擦屁屁、在孩子的手或嘴上沾满黏黏的食物时用来擦净，湿巾既方便携带又卫生，所以父母非常乐于使用。尤其是最近湿巾中还加入了抗菌成分，这使湿巾更加获得大家的喜爱。但某一天，这样的湿巾突然被曝出含有毒性物质，这让广大消费者不得不追问，难道现在连湿巾都不能用了吗？

甲基异噻唑啉酮是一种即使在低浓度的状态下，也能够发挥较大抗菌功能的化学防腐剂，因此被广泛运用于加湿器杀菌剂、化妆品和私人卫生用品中。美国梅奥诊所研究小组发表的论文中提出，甲基异噻唑啉酮的浓度如果超标，会造成皮肤烧伤或细胞膜损伤等副作用。但是这一物质在婴幼儿湿巾中的含量却超过标准值的3倍以上。

数年前，有机婴儿乳液和洗发露中被检测出含有对羟苯甲酸酯（Parabens）和苯甲醇（Benzyl Alcohol）的新闻登上韩国媒体之后，人们就开始不再相信"有机"这一词汇了。除臭剂、止汗剂、芳香剂、化妆品等产品中有类似防腐剂的对羟苯甲酸酯，这是一种和雌性激素起相似作用的环境激素，是造成妇女患乳腺癌的元凶之一。另外，苯甲醇也是一种会给身体带来伤害的防腐剂。它会造成皮肤问题的事实已经众所周知了。

洗发露的问题

现在，许多人都会在早上洗过头后，才出门上班。对每天接触到的各种煤烟和灰尘的现代人来说，洗发露已经成为每日必不可少的生活必需品了。但是，像这样频繁使用的洗发露和香皂中也藏有毒性物质。

例如，为了让发质产生柔软顺滑的效果而添加的成分——硅，会妨碍头皮呼吸和毒素的排放，从而可能会引起炎症。某研究结果表明，长期使用含有硅成分的洗发露会加重头皮问题，使头皮发痒、头皮屑增多，从而影响到人们的注意力。

用动物油脂、表面活性剂、防腐剂和硬化剂等材料制作的香皂中，也加入了名为香熏油（Fragrance oil）的人工香剂，从而使香皂散发出薰衣草香、柠檬香等香气，吸引消费者购买。由各种化学成分组成的物品对人体百害而无一益。经常化妆的女性日常使用的洗面奶中，主要含有名为十二醇硫酸钠（Sodium Lauryl Sulfate）的合成表面活性剂。这一物质不仅会引起皮肤过敏，还会加重特应性皮炎。

另外，和香皂不一样，洗发露或洗面奶的香味来自名为邻苯二甲酸酯的增塑剂，这是导致人体内激素紊乱的代表性环境激素，也可能引起乳腺癌和女性子宫内膜异位症、男性精子数量减少和精子运动性减弱等不孕不育症。

纤维柔顺剂——纤维是柔顺了，皮肤却遭殃了

长相亲切的男演员扮演的慈父和儿子分享一个香气四溢的拥抱，这个广告让观众不自觉地露出笑容。美国著名纤维柔顺剂品牌——Downy的广告给人亲切温和的感觉，征服了大多数家庭主妇的心。

但是，在这一散发香气且给人柔顺感觉的纤维柔顺剂中，却被检测出会引起皮肤炎的毒性物质，这让主妇备受打击。消费者市民组织检查了市场上贩卖的10种纤维柔顺剂产品，从越南进口畅销韩国市场的Downy产品中被检测出含有戊二醛（Glutaraldehyde），而在美国市场上流通的同一产品却并未被检测出含有有害物质，这无疑加大了消费者心中的背叛感。

为了防止羊毛产品中经常出现的静电，大部分人都会常使用被叫作"纤维营养素"的纤维柔顺剂。此处值得注意的是，纤维柔顺剂严格说起来也属于一种"洗涤剂"。纤维柔顺剂是一种洗涤辅助剂，衣服在洗衣机里滚动的时候添加，其目的在于使衣服更加柔软和防止静电。在某些产品的广告中甚至还会加进"呵护皮肤"的语句，在产品的名字中强调产品柔和的形象。

但是纤维柔顺剂是一种合成洗涤剂，这意味着长期接触会危害到我们的健康。这并不仅仅是此番被揭发了的Downy这一个品牌的问题。纤维柔顺剂中含有的毒性物质会减少白细胞和红细胞，减弱人体的酶化活动，破坏精子的遗传物质从而导致畸形儿的出生。此外，该物质还会导致血液中钙元素减少，体质变成酸性体质，皮肤松弛，引起癌症，甚至诱发、促进动脉硬化。

合成洗涤剂不易被微生物分解，所以会造成水质污染。排入水中的合成洗涤剂会阻挡照射进水中的光线，妨碍水生植物的光合作用，阻断氧气的供给，从而显著地降低了河川的自净能力。不仅如此，洗涤促进剂——

磷酸盐作为营养素，会使植物性浮游生物疯长，导致水中氧气不足，造成绿潮现象。

更大的问题在于，合成洗涤剂的残留成分是无法在自来水净水设施中得到彻底处理的，所以其中的有毒成分会再通过自来水进入人体。更有甚者，与用臭氧消毒的其他国家不一样，韩国的水源是用氯进行消毒，而这一成分一旦和自来水中的合成洗涤剂残留成分相遇，就会生成致癌物质三氯甲烷（Trihalomethane），因此在韩国合成洗涤剂的污染事态更加严峻。

香水对肌肤的害处

2010年10月28日播出的《KBS特辑节目》使"香水"这一名词的后面加上了疑问号。节目介绍了接触香水就会导致免疫系统停止运作的香味敏感症患者，同时向观众展示了香味也可能会成为一种公害。此外，节目中还揭露了如何使用塑料中的石油提取物，制作出成本仅为天然香千分之一的"合成香"，甚至主持人将家中使用的芳香剂成分和小轿车排气口中排放出的挥发性有机化合物进行了比较，结果让观众惊讶不已。

美国国家科学院（NAS）对"香料"进行了神经毒性检查，并将其指定为首先最应该处理的六大化学物质之一。美国著名的"爆米花肺"事件中，因在爆米花工厂工作的劳动者长期接触含有合成脱脂乳香味（联乙酰）的爆米花，使他们的肺部经常被爆米花所散发出来的气味毒害，最终导致"爆米花肺"。案例虽然少见，但却是致命的。此案最后宣判时公布的数十名受害者中几乎都是该厂工人，诉讼费达到三十多亿美元。

实际上，市场上正在销售的香水、化妆品、芳香剂中，有很多商品都被检测出含有一级致癌物质——甲醛和引起内分泌系统障碍的邻苯二甲酸二乙酯（Diethylphthalate）等各种有害化学物质。由次氯酸钠水溶液制成的洁厕精也是一样，如果在密闭的空间内长期使用，不仅会引起咳嗽、咳痰、皮肤烧伤等症状，严重的还会引起多种化学物质过敏症，即"MCS综合征"，所以我们一定要格外小心禁止儿童接近此类物品。

加拿大的某医院将香水和香烟同时列入限制名单中，并禁止喷了香水的人出入医院。不仅如此，这家医院自己使用的所有医疗产品也都是无香的。另外，韩国的相关部门为了将产品的副作用降低到最小，强化消费者的知情权，从2008年10月18日开始实行《化妆品全成分标示制度》。但即便如此，还是有一些厂家，甚至是某些著名品牌公司仍故意在成分表中遗漏部分化妆品成分，或者根本不进行成分标示。而当媒体对该厂商的产品成分提出疑问时，生产商一律都将此称为"商业机密"而拒绝公开。

威胁日常生活的"多种化学物质过敏症"（MCS）

患有"多种化学物质过敏症"的患者越来越多。我所在的大学附属医院职业环境医学专业诊所中，患此类疾病者也越来越常见。前不久一位入院的某42岁男性患者，称自己11个月前在家里关着门打扫浴室的时候不小心弄倒了洁厕精，随后他虽然闻到了一股刺鼻的气味，但是并没有在意。可接下来的日子里，他发觉自己嘴里总是带有咸味和腥味，并渐渐在日常生活中感到身体出现各种不适，虽然也去了好几个医院检查，但结果都查不出他到底得了什么病。

该患者住院观察时，我们查阅了关于他的所有病例表和临床检测报告，都未找出任何特别之处。而在我们对其进行了询问和环境敏感度评估后，医生们一致确诊他为"多种化学物质过敏症"。因为洁厕精中的毒性物质对患者的呼吸器官和神经系统产生了影响，所以在医生经过世界性的无感觉和认知行为治疗、授用思想集中治疗等操作后，该患者的情况已得到好转。

"多种化学物质过敏症"案例中还有患者在闻了香水、纤维柔顺剂香味之后，头部产生持续几日的疼痛，严重的情况下还会产生思考能力麻痹和认知障碍。后经医生确定，这些患者都是因接触了低浓度且互无关联的各种化学物质后，导致的一个或多个器官产生不舒服的症状。

作为参考，我将"特发性环境过敏症"的病症也给大家解释一下。这是一种人在接触了非化学物质的各种食物，或处在带有电磁波之类的环境后，多发、反复出现的病症。它也可以说是因环境问题产生的另一种现代病。

● —————— 选择湿巾的时候不要执着于抗菌效果，认真阅读产品中的成分，确定没有有害成分之后再购买。要知道，为了防止一直处于湿润状态的湿巾腐烂，厂家不可避免地会使用防腐剂，因此我们尽可能不要使用湿巾。如果一定要用，我们最好试着弄湿干纸巾代替湿巾。

● —————— 不要被"有机"的商业伎俩所骗。工厂中生产的工业产品不可能百分百使用有机成分，这是工业产品必然的局限性。以化学物质为原样的产品最好不要使用。

● —————— 头发可以不用每天都洗。尽量减少使用洗发露的次数。洗发露会刺激头皮，使头皮过于干燥，从而造成对头皮的伤害，因此减少使用次数和使用量，尽量养成用清水清洗的习惯。用干净的水冲洗也能洗掉头发上的灰尘和煤烟。

● —————— 合成洗涤剂基本上都对身体有害，因此我们没有必要非去再多使用一种所谓纤维柔顺剂的洗涤剂。尽量不要使用纤维柔顺剂。纤维柔顺剂可以用柠檬酸来制作，但是也难以避免会投入微量的化学物质。控制用人工香料制作的香水的使用量，一定要用的话最好是使用一些天然成分进行DIY。

天然洗涤剂使用法

1.用食盐清洗

"让白衣更白，彩衣更亮！"这不是漂白剂的广告语，而是食盐的效用。让我们用食盐来代替漂白剂吧。食盐能够保护纤维，同时还能除去污渍而不损坏衣物原有的色彩，因此天然染色的时候也常使用食盐。

每升水大致放2汤匙的食盐之后，将袜子、白衣等放入水中煮20分钟，上面的污渍就都能被清洗干净。被油渍弄脏的衣服或沾上血渍的衣服都能使用同样的方法完美去污。使用洗衣机的情况，我们可以先把衣服放在盐水中浸泡20～30分钟再洗，或者在每升水中放入1勺盐，这样不仅能除去污渍还能使衣服上不残留洗涤剂。在寒冷的冬天，如果在洗衣机滚动最后一道程序的时候加入食盐，衣服即使挂在室外晾晒也不会结冻。

担心会掉颜色的衣服如果在盐水中浸泡30分钟之后再洗涤，不仅不用担心掉色的问题，而且颜色会更加鲜明，特别是颜色较深的衣服效果更加明显。牛仔裤最好放在盐与水的比例为1∶10的水中清洗。只使用食盐也能达到洗涤的效果，因此如果对洗涤剂敏感的人可以只放食盐进行洗涤。

2.用食醋来软化衣物

洗孩子尿布的时候滴入几滴食醋来代替纤维柔顺剂，用醋水浸泡之后再洗还能够中和洗涤剂的碱性，与此同时还有杀菌和漂白的效果。一般脏衣服也一样，白衬衫或T恤的领子、袖子部位的污渍用食醋和小苏打按1∶1的比例调成的液体，涂抹揉搓之后和其他衣服一起放进洗衣机中即可除去污渍。

在洗丝袜的时候放入食醋浸泡能够去除臭味，还能让丝线不易断开，袜子可以穿得更加长久。丝织品或毛织品在使用强效洗涤剂清洗的时候，在溶入洗涤剂的水中加入一大勺食醋能够防止掉色。另外，在空着的洗衣机中注满水后加入一杯醋浸泡一整天之后再启动洗衣机，就可以清洁洗衣机内部了。

城市中不断失去健康的孩子们

生活在首尔的人口占全部韩国人口的一半，剩余另一半则主要生活在釜山或大邱等大都市。蜂拥至城市的人们、不断成长为城市人的孩子们，他们到底是不是安全的？

焚化场散发出来的二噁英是人类创造出的化学物质中危害最大的。1克二噁英的毒性之强足以杀死两个体重50千克的人，比氰化钾的毒性强1000倍。

在高速公路附近500米内，以及在一天经过车辆1万辆以上的道路附近200米范围内居住的孕妇，极可能会因大气污染物生下低体重儿或早产儿。2012年，世界卫生组织将柴油燃烧颗粒物规定为一级致癌物质，长期暴露在柴油燃烧颗粒物当中会使人患癌症的概率不断增加。

出门在外随时都能遇到令人不快的间接吸烟，这也是一个十分严重的问题。烟气中含有的活性氧会彻底弱化调节细胞功能的蛋白质（钠泵，

Sodium pump）。间接吸烟能够给孩子带来致命性危害。孩子还处于胚胎期的时候，吸二手烟会导致其成为低体重儿和早产儿的可能性增高。另外，在孩子出生之后，间接吸烟能使60%的孩子出现鼻炎、哮喘、特应性皮炎等数种不良反应。这样的危险并不只存在于家中，危害孩子的化学物质在外面也是如影随形。

道路上的有毒气体

让我们再仔细观察一下家附近的道路。汽车排放的大气污染物质——二氧化氮和柴油燃烧所产生的颗粒物对人体，特别是孕妇和孩子而言是致命的。这一观点已得到各大研究机构的确认，居住在道路周围的产妇产下的胎儿无论是头围、个子还是体重都比正常儿小。

新生儿通常要在母亲肚子里待满10个月才会出生，但是居住得越靠近道路，产妇生下小于38周的早产儿的概率就越高。微小的灰尘和柴油燃烧颗粒物通过呼吸器官进入孕妇体内并引起炎症反应，炎症一旦加重，孕妇的子宫就会试图让胎儿脱离。这是一种为了保护孩子不受被污染了的母体伤害的防御机制。

现在医疗技术日益发达，早产儿也能健康存活，但是孕妇最好还是不要住在道路两边。当然这不仅是孩子出生前，出生后也是一样，住在道路周围的孩子因长期暴露于柴油燃烧颗粒物中，所以免疫系统会产生过敏反应，使哮喘、特应性皮炎和过敏性鼻炎等疾病的发病率增加。另外，这还会妨碍肺功能的正常发展，使孩子长大之后极有可能患上慢性肺衰竭。

不仅如此，道路边的污染物质对孩子的神经发育也会产生影响，可能会造成自闭症和注意力缺陷多动障碍。美国加利福尼亚大学沃克教授的研究组曾经就居住在交通流动量可观的高速公路附近的居民，与自闭症发生率之间的关联性进行过调查。该调查研究了304名自闭症患者和259名比较对象，在通过地理信息系统了解了他们的家庭住址后，同时也对孕妇吸烟、社会经济地位等其他扰乱因素进行了控制。

2011年6月，该研究组在颇具影响力的环境学术杂志《环境卫生展望》（Environment Health Perspectives）上发表了研究结果。产妇的家庭住得离高速公路近（≤309m），产下的孩子患有自闭症的危险性比普通产妇增加了1.86倍；怀孕3周期后（28周之后直到产子），产妇的家庭住得离高速公路近（≤309m），孩子患自闭症的危险性增加2.22倍。

因为高速道路上会有燃油机卡车大量通行，所以空气中会含有大量柴油燃烧颗粒物等污染物质，由此产生的氧化压力或炎症增加了孩子患自闭症的可能。现在正是妈妈为了优化孩子生长环境而做努力的时候了！

远离垃圾填埋处

金浦首都圈填埋场的占地面积约为2069万平方米，预定的填埋时间为1992～2044共52年，填埋容量为2.5亿吨，是目前世界上规模最大的垃圾填埋场。

和垃圾填埋场相关的大气污染包括垃圾运送车辆、填埋过程中产生的灰尘和恶臭、污染物质处理场中产生的挥发性有机物质等。垃圾填埋场特有的恶臭来自填埋后所产生气体中的0%～1%，即占极少一部分的氨、硫化氢或乙醛等。这些物质的量虽然极少，但是却能散发出恶臭，而且气味源头无从所知，也让人弄不清楚到底该如何解决。就是这无法解决的恶臭，会直接让孩子面临患上特应性炎症的危险。

另外，排放出二噁英的焚化场也让人头疼。二噁英会对孩子的健康造成极大的危害。越南战争中，有不少孕妇因接触了二噁英而产下性畸形儿。除了废弃物处理场和垃圾焚化场，二噁英还大量存在于吸烟烟气和汽车尾气当中。

地方自治团体中的焚化设施属于公益性设施，因此二噁英的排放量相对较少。但是在人口密集的大城市附近设立的焚化设施因运行和管理上的疏忽或设施的老化等，导致二噁英排放量十分多，成为市民生活的一大隐患。

需要彻底整顿的地方——工业区

2012年9月发生在韩国庆尚道北部龟尾市的氢氟酸气体泄漏事故，就是一场因不严格遵守安全守则而导致的"人祸"。氢氟酸在去除金属锈方面效果突出，因此被广泛用于半导体产品的清洗剂当中。该物质腐蚀性强，皮肤接触到会造成严重烧伤，过度接触则会被身体吸收，和体内的钙元素结合引起低钙血症，严重时有可能会导致死亡。

在韩国全国范围内，处理氢氟酸这一毒性物质的地方共有6000处左右。问题是，大多数相关企业就位于住宅区，而居民们却完全被蒙在鼓里，一无所知。韩国全国的急救记录中，工人因大大小小的事故被送往急救室接受治疗的案例并不多，像龟尾市氢氟酸气体泄漏事故这样，导致1万多人入院接受治疗的事件还是第一次。只要稍微多注意点儿就能避免的事情，却让当地的人民遭受到如此大的伤害。

美国《应急计划和社区知情权法案》（EPCRA）规定，所有每年要处理45千克以上氢氟酸的操作现场位置都必须得到公开，以防出现泄漏等事故，从而起到监督的作用。但是在韩国，每年要处理1吨氢氟酸的工厂竟然因为职员不足5名，而被列入小公司，排除在管理对象范围之外。甚至有的企业就在住宅区处理有毒物质，附近居民数十年时间都毫不知情。

为了工业化的未来，置孩子的未来于何处

2011年，韩国中央大学医学院泌尿系统专业小组与预防医学研究组联合发表研究结论——《工业园区的环境和生殖器官先天性畸形之间的关联性》。这是对男性生殖器官疾病——隐睾症和尿道下裂发病率，进行为期5年的比较和研究得出的结论。

隐睾症指的是婴儿出生两个月以后，双侧或单侧睾丸没有下降到阴囊内的一种畸形状态，常发生于体重不足2.5千克的早产儿身上。1岁之后不正常下垂的睾丸能逐渐自然下垂的情况十分罕见。这种病症虽然有一定的遗传性，但是这与染色体或基因异常没有直接的联系。这种疾病继续发展下去可能会造成不育或睾丸癌，因此引起人们较大关注。

尿道下裂指的是尿道出口与正常情况相比更靠下的情况。因尿道形成过程中产生异常而导致畸形，其产生的原因在于雄性激素作用的减弱。这让男性难以站着排尿，严重情况下必须坐着排尿，而这可能会影响到孩子的性格形成。因此，通常会在孩子停止使用尿布的时候就进行成形修复手术。

研究组在2000年～2005年，以健康保险资料和统计厅居民的记录资料为基础，对隐睾症和尿道下裂发病率的变化进行分析。结果显示，这一时期隐睾症从每1万名中的5.01名增加到17.43名，尿道下裂则从每1万名中的1.40名增加到3.28名。特别是韩国丽川工业园区在2000年～2005年的隐睾症

发病率从统计上来看数值较高。与此相对，春川地区的隐睾症发病率就明显较低。尿道下裂发生的总数量较少，因此无法从统计角度对两个地区进行有意义的比较。

隐睾症、尿道下裂和其他生殖器官疾病相比较而言，是属于受遗传影响较小、受环境影响较大的疾病。也就是说，它因接触环境激素而产生的可能性较高。我们整个社会应该负起责任，从每个家庭开始行动起来，尤其是已为父母的人，更应该正确了解相关信息。

TIP 发达国家的城市环境政策

●——— 要想把大气环境标准提升到发达国家的水平，就需要开发新的政策手段。当然，为了让化学物质的管理和相关标准上升到世界先进水平，还需要市民的积极参与。托儿所或幼儿园、小学等孩子常用的设施、场所需要避开交通流量较大的道路，并开设在孩子能够直接步行往来的地方。如果有关部门不站出来主导，就需要居民积极站出来向政府和社区领导提建议。

●——— 发达国家会制定出环保区域（Environmental Zone），限制汽车出入，维持大气清洁，在守护市民健康方面做出了较大的努力。这些事例已经做出了很好的榜样，居民自身也应该自发主动参与，从根本上改变生活环境。

1.日本东京

日本东京制定相关条例限制老化轻油汽车的使用，将轻油车辆的排放标准向挥发油标准靠齐。如果居民安装了低碳装置还能获得补助金。

2.瑞典三大城市——斯德哥尔摩、哥德堡、马尔默

从1996年开始，瑞典在污染严重的城市中心划定了环保区域，8年以上的老化轻油车辆禁止在该区域内通行，开了9～15年的卡车安装了粒子状物质和碳化氢净化装置才允许通行，而超过15年的大型车辆是绝不允许进入这个区域的。

3.英国伦敦

英国伦敦在城市中划出了大排量汽车限制通行区域。规定从2008年开始，指定低排量地区（Low Emmission Zone）内，未安装尾气低排量装置的轻油车辆禁止通行。低公害车辆不仅能免交各种通行杂费，还可以减免33%的停车费用。

4.比利时

比利时规定城市混杂地带，未附有青色环境标志的车辆禁止通行。轻油汽车每个星期一到星期六（7：30~9：30，17：30~19：30）禁止通行。

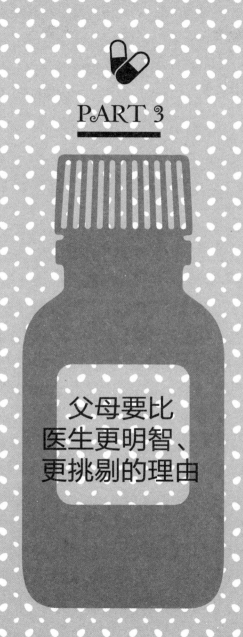

PART 3

父母要比
医生更明智、
更挑剔的理由

与前所未有的疾病
共存的现实

城市里，人们经常在呼吸的同时吸入大量的粉尘。其中像柴油燃烧颗粒物这种直径在2.5微米以下的细微粉尘，如果被吸入体内就会通过支气管直接侵入肺部。而这些粉尘在肺部引起的炎症反应，就是慢性呼吸疾病和肺癌的主因。细微粉尘根本无法靠人体自身的清理能力排出体外，所以会引发各种疾病。因此，我们必须通过污染物质过滤装置阻断粉尘源头。

从1898年开始投入使用的石棉，一上市就因其耐热性和绝缘性等特性被称赞为"神赐之物"。但是1933年，也就是在使用了长达35年之后，我们才开始对石棉的危害有所了解。研究发现，石棉纤维被吸入人体后，经过20~40年的潜伏期，很容易诱发肺癌等肺部疾病。韩国已于2009年禁止使用石棉产品，还有一些国家正在审视石棉的危险。

在产品的安全性未得到验证的情况下，就开始投入生产和使用的物质有很多。目前，正在使用当中的10万余种化学物质中，除去最新的一部分物质之外，大多数都未经过严格的测评程序。最近加入纳米技术的产品层出不穷，其中纳米食品、纳米化妆品、纳米医药品等因使用新型材料而备受瞩目，但是对于纳米产品的安全性，学术界还未进行充分的检测。

环境的影响使各种过去不曾有过的后天性疾病不断出现，从体内累积大量毒素的父母那里遗传到各种先天性疾病的孩子也越来越多。毒性物质的遗传并不只是放射线或过去战争中参战士兵的后代身上才能找到的"落叶剂综合征"。现在我们生活的地方从某种程度来看，说不定存在比那时候更加厉害、更为可怕的毒性物质。

城市中心弥漫着的黑色煤烟、黄沙飞舞的街道、窗户都无法随心所欲打开的地铁、比肩接踵的人们身上散发的体臭……有太多让我们想逃离却逃离不了的事物，因为我们已经太过熟悉城市生活了。

另外，我们也清楚地知道，以前大家一休假就想去的乡村，也不再有浪漫的氛围、悠闲的生活和健康的环境了。越是寂静、人迹罕见的地方，建设发电所的可能性就越大，山川、田野汇聚一处的环境也是建立工业园区的最佳场所。农田被农药污染，到处都在不断发生化学物质泄漏事件。前面曾介绍过在充满环境激素的工业园区生活的孩子的生殖器官先天畸形的事例，这告诉我们即便远离城市而选择归农也无法完全摆脱有害物质。充斥在我们周围的毒性物质并不仅仅是居住地的问题，因为这些物质已经深深地侵入生活点滴当中，成为家常便饭。

环境激素或致癌物质造成的悲剧在各地不断发生，最近不知道是不是因为经常看到悲剧性新闻形成"免疫"的缘故，这类新闻的冲击性在不断减小。作为一个医生，我经常会告知患者避开有害物质的各种方法，但是我也十分清楚这些方法在实际生活中使用起来是多么困难。所以，大部分情况下，患者即使知道致病的原因也没有办法得到痊愈治疗。

特别是孩子患有注意力缺陷多动障碍或忧郁症的时候，在进行药物治疗的同时，还需要生活上的改善。和药物治疗比起来，生活上的改善通常会遇到更大的困难。如果不彻底改变居住环境，那么只要不搬家，现代社会的各种流行病就会不知疲倦地折磨人类。

"现代流行病"这一名字的由来很大程度上缘于手机。长期持续地受手机电磁波的辐射，会增加脑癌等癌症发生概率这件事震惊了全世界。特别是怀孕的时候，如果长期接触电磁波，孩子出生以后出现注意力缺陷多动障碍的危险性会增加。

但是说实话，我们的日常生活谁还能离开手机？即便年龄非常小的孩子手中也毫无例外地拿着手机。随着科学技术的飞快发展，我们对手机的安全性的考虑也抛诸脑后。虽然不能说因为感觉城市生活有危险，我们所有人就都到无人岛上去像原始人那样生活，但在现有的环境中，我们应该找出改善生活的最佳方法，也许这也是现代人无法逃避的命运和义务。

韩国的医疗界已经变得十分商业化了，各种疾病也在不断增加，但人们在医院和医生面对面交流的时间却越来越少了，所以当父母的很多时候需要变得比医生更聪明、更挑剔。我是一个医学界的人，我希望能够用我所具备的专业知识，向父母传授家庭中能够实践的生活处方，借此帮助大家走出现代生活流行病泛滥的困境。

01

维生素片、营养剂、生长激素的全部奥秘

致不安父母的忠言！孩子个子矮，会不会就这样停止长高了呢？吃营养剂到底会不会长高呢？成长激素治疗会有用吗？

为了孩子的健康，韩国父母绝不会忘记购买的就是儿童红参果冻、维生素和营养剂。为了让孩子乐于食用，这些产品通常都被做成果冻的形态，或在其中添加甜甜的糖分。因为孩子喜欢，所以这些产品在父母中的人气较高。

大部分人都知道，有助摆脱疲劳、增强免疫力、保养皮肤的维生素，是人体内无法自行生成的营养素，所以需要通过食物摄取。但是，每顿饭都为孩子准备营养均衡的菜单不是一件容易的事情，特别是对双职工家庭的父母来说尤为困难。因此，大部分父母在给孩子补充平时饮食中无法得到充分供给的维生素及其他不均衡的营养成分时，都会让孩子食用各种营

养剂。

但是这些维生素片和营养剂中有很多并未经过检测，因此我们需要谨慎小心。对孩子而言，B族维生素含量均匀、抗氧化维生素含量适当、钙和矿物质丰富的营养剂最佳。我们需要认真查证产品的制造公司是否是一家值得信赖的公司，产品中的成分及其功效是否得到检测，还有该产品是否真的使用了天然原料。除此之外，我们还应该考虑每天摄取的产品的量中主要成分的比率是否适当，并核对清楚产品的原产地。毕竟这是孩子要吃的东西，所以不仅在味道上需要过关，还得全方面地核查。

维生素片，越仔细考究越安全

我们的身体在使用氧气生成能量的过程中会释放出一种有毒物质——活性氧类。活性氧类不仅会损坏DNA，还会损伤细胞、加速老化、引发癌症。活性氧类一旦增多我们就容易疲劳、体力下降，并伴有肌肉痛、关节痛、神经痛等症状，此时，我们需要的就是维生素C和维生素E，还有β-胡萝卜素。

维生素被认定为强效抗氧化剂，它不仅可以阻止被称为人体尾气的活性氧类对体内细胞的损伤，还可以减轻活性氧类的致癌危害和毒性，加强人体的免疫力。而β-胡萝卜素，在被人体吸收后会转变成维生素A——视黄醇（Retinol），它不仅具有抗氧化和抗癌作用，对鼻炎等呼吸器官疾病也十分有益。

动物的肝脏和鸡蛋黄、绿黄色蔬菜和颜色较深的水果中含有大量的维生素A，通常来说都对眼睛有好处。最近，这些食品还被发现具有防止老化和抗癌效果等，其营养学价值正在不断上升。除此之外，胡萝卜、红薯、柿子、桃子中都含有大量β-胡萝卜素，所以只要我们正常食用这些食物，身体就能够获得充足的维生素A，而不用刻意地通过服用维生素片来摄取。

另外，值得注意的是，很多东西不能因为对身体好就过量摄取，超过我们身体所需的量也会带来副作用，所以我们要格外注意。例如，如果摄取了过多的维生素A，可能会引起关节痛、头痛、眩晕和掉头发等症状。特别是对孕妇来说，如果摄取过多的维生素A，胎儿可能会胎死腹中或产生畸形，还会导致孩子患上永久性学习障碍，所以一定要特别小心。

是天然维生素，还是合成维生素

最安全、对身体最有益的维生素当然是通过水果这种天然食品摄取的"天然维生素"。我们都主张摄取"天然维生素"，那么在维生素片中该如何去理解"天然"这一概念呢？

根据食药厅的健康功能食品标记基准，"天然"标记只能贴在"不含任何人工添加剂或合成成分，只经过最基本的物理工程处理的健康功能食品"上。现在市场上销售的维生素片中，只有一部分材料使用的是"天然"原料，所以严格说起来不能算是天然维生素。从经济角度来看，从天然原料中提取维生素对企业商家来说并不划算，因此以我们现在购买维生素的价格是不可能买到完美的天然维生素片的。

那么天然维生素和合成维生素的效能是否存在差异呢？答案是肯定的。维生素C无论是天然的还是合成的其化学结构式是一样的，但是功效上是存在差异的。天然维生素C和人工制作出抗坏血酸（Ascorbic Acid）的合成维生素C不一样，它同时含有蛋白质、糖分、微量的维生素P/生物类黄酮（Bioflavonoid）等，吸收力比合成维生素C高1.3倍，能够帮助预防白内障和动脉硬化。当然，即使是天然维生素，如果过量摄取其中的脂溶性维生素，会造成体内的脂肪和干细胞累积，反而对健康有害。大多数人盲目地认为维生素C百分之百对身体有益，有一种"有多少就吃多少，吃多少都不坏事"的错误想法，却不知道服用过多维生素C可能会造成腹泻、呕吐、腹痛、肾脏结石、痛风等疾病。

各种维生素的代表性食物

维生素A	动物肝脏、鸡蛋黄、黄绿色蔬菜、深色水果、胡萝卜、红薯、柿子、桃子等
维生素B$_1$	五谷杂粮（糙米、黄豆、大麦）、坚果类（花生、葵花子）、猪肉等
维生素B$_6$	鸡肉、鱼肉、猪肉、鸡蛋、糙米、燕麦、小麦、豆酱饼、花生、火龙果、香蕉、梨、紫甘蓝、番茄等
维生素C	大白菜、彩椒、草莓、橘子、土豆等
维生素E	杏仁、榛子、葵花子、花生、瘦肉、乳类、压榨植物油等
维生素D	背部为青色的鱼肉、菌类等

生长激素的虚与实

与过去不同，现在的父母尤为费心的就是孩子的身高，所以父母对孩子身高发育状态的重视和关心并不亚于对孩子基本健康的关注。个子矮会让孩子容易气馁、没有自信，对学习也会产生不利影响——这种被歪曲的偏见已经不知不觉地成为大部分父母的普遍信念。所以，越来越多的父母在自己认为孩子的个子没有长到预期程度时，会让孩子去注射生长激素。但是对于这一所谓生长激素的东西我们到底知道多少呢？

从医学角度来看，身高比同龄人矮10厘米以上或一年内长不到4厘米以上的孩子是"矮个儿"的可能性较大。这时，大部分孩子的父母就会选择让孩子注射生长激素。但是生长激素治疗只适用于患有各种成长障碍、生长激素缺乏症、隧道综合征、肾功能衰竭症、先天性侏儒痴呆综合征的孩子，并不是只要个子长不高就可以注射的东西。

近来，韩国出现了滥用生长激素的趋势，这是因为民众对生长激素没有一个正确的认识，只看到了它在动物实验中的积极效果。专家们一致表示，摄取还未得到检测和认证的生长激素所产生的副作用比功效更大。

我们有必要仔细探讨一下生长激素动物实验的"负面"结果。根据最近的研究结果，对老鼠投入过多的生长激素会使其癌症的发病率提高，寿命减短。此外，英国医学学术杂志《柳叶刀》（*The Lancet*，全球医学界最权威的学术刊物之一）对1959年~1985年注射了生长激素的1848名15~40岁的实验对象进行了追踪调查，结果显示他们的癌症发病率比一般人高3倍，特别是大肠癌或淋巴癌的发病率足足高出11倍。

当然，现今医学技术日益发达，生长激素已经几乎不存在过去因"从尸体中提取"而造成的感染问题了，而且它还被证实与白血病、脑瘤也没有关联。偶尔会出现接种部位痛症、肌肉痛、关节痛、头痛、血糖增加的副作用，但这些大致来说都是暂时性的，一旦停止注射就会恢复。但是，对于人为性的激素注射，在治疗期间，我们还是应该通过生长板和激素检查来确认是否带有副作用。

由软骨组成的生长板不能受到压迫，即在正值活动时间的白天个子是不会增长的。因此，在生长板不受压迫的晚间，即睡觉的时候孩子才会长个。睡觉之前，让孩子在家人的帮助下适当做一些拉伸双腿的运动，不仅能增加孩子长个子的概率，还可以避免因注射成长激素带来的问题。

如果我们希望使用自然的方式让孩子长高，我们就要了解和熟悉几种可以在日常生活中进行的简单长个法。

1.10点前就寝，YES

生长激素大部分都是在睡眠时间内通过脑下垂体进行分泌的，儿童最好在晚上10点之前睡觉，第二天早上早早起床，养成早睡早起的好习惯。

2.挑食，NO

人体内需要的五大营养素分别是蛋白质、钙、维生素、无机盐和脂肪。想要均衡摄取五大营养素就绝不能挑食，这样才能"正常"成长。特别是蛋白质对肌肉的发育起着至关重要的作用，旺盛的细胞分裂促进骨骼的形成和肌肉的成长，所以对正处于成长期的孩子而言蛋白质的摄取十分重要。钙质是构成骨头和牙齿的主要成分，对成长期的孩子而言是最重要的营养元素。为了摄取蛋白质和钙质，孩子最好均衡食用乳制品和肉类，再通过适当的运动维持健康。过度摄取蛋白质反而会造成钙的流失、浪费，引起痛风或降低免疫力，所以需要引起注意。

3.高糖分、高脂肪含量食物和即食快餐食品，NO

果汁、糖分含量高的碳酸饮料、糖果、饼干点心等会妨碍骨骼的生长。另外，如果大量食用高脂肪食品会使皮下脂肪不断增加，导致肥胖。皮下脂肪增多会让女孩青春期提早到来，停止长个，因为生长激素会被用于分解脂肪从而妨碍身体的成长。汉堡包、比萨、泡面之类的快餐食品中几乎不含我们身体所需的营养元素，而且热量非常高，是成长期的孩子应该杜绝的食品。

4.规律的运动，YES

每天进行20分钟左右的规律运动有利于促进生长激素的分泌，有助于孩子身高的增长。在所有运动当中，跳绳、篮球、跑步、体操、网球、羽毛球等能够刺激关节部位的生长板，有助于骨骼的生长和个子的增高。如果环境不允许孩子进行规律的运动，就在睡觉之前做一些简单的跳绳活动，也能够起到拉伸手臂和大腿的效果。

5.过度节食，NO

虽然长胖会妨碍长个，但饥饿或只食用一种食物也会使成长迟滞，关于这点我们一定要铭记。过度节食不仅会导致营养摄取不均衡，还会妨碍骨骼的生长。在保持均衡摄取充分营养的同时，配以适当的运动来加速身体的新陈代谢，才是正确的减肥方式，并能够健康地长高。

6.压力，NO

如果孩子受到较大压力也会影响生长激素的分泌。孩子忙碌于学校和辅导班之间，他们在成绩、交友关系等方面承受的压力并不亚于成年人。父母一句真心温暖的安慰、亲身共同参与的游戏和运动都能缓解孩子的压力，成为一种特别的"成长动力"。

7.有病及时治，YES

常患的哮喘、特应性皮炎、消化不良等疾病，不仅会影响孩子的睡眠质量，还会妨碍孩子的营养摄取，破坏孩子的成长。如果孩子经常发热、感冒、生病，并且不易痊愈，那么我们最好让孩子及时就医。

8.沉重的背包，NO

现在的学生从小就得背着沉重的书包上学、放学，沉重的书包会给孩子的脊柱造成负担，妨碍孩子的成长。适当的背包重量应该是，小学生3千克～4千克，初中生5千克，高中生6千克左右，而且在背包的时候尽量双肩一起背，不要只用一边的肩膀背。

9.正确的姿势，YES

正确的坐姿和站姿对个子的增长也会产生影响。经常弯着腰坐或者歪着站等不正确的姿势，会直接影响脊柱的正常发育和生长。脊柱如果经常弯曲，不仅会妨碍身高的增长，还会引起内脏器官异常，因此保持正确的姿势非常重要。

02

不正确服用可能反受其害的药

有这样一句话："如果不消除治疗障碍，吃100种药都不管用。"意思就是，如果治病不去病根的话，吃再好的药也没用。有时，吃药不是一个最佳选择。

　　从高中时期就开始受便秘之苦的女大学生李同学便秘现象十分严重，从一开始只吃2～3粒药就能排便，渐渐地服药量越来越大，最后已经到了必须服用20粒以上最强效的便秘治疗药丸，才能正常排便的程度。长期服用便秘药导致她对药品产生依赖，如果不服药就无法排便。病情一直没有得到根本性治疗的李同学，一味吃药的后果使她的结肠恶化到必须全都切除，并重新安装人工肛门的程度。

　　长期过分地依赖药物产生的副作用，会使我们的身体丧失自行解决问题和再生的能力。在治病的过程中起到重要作用的的确是药，但是我们都知道"是药三分毒"的道理。不正确的用药方式，可能会使药物在瞬间变成致命毒药，攻击我们的身体。

慎选药品——抗生素

医疗机构滥用抗生素的问题已经不是一两天的事了，医生不在预防上做出任何努力，只要是病人，不管大病小病先开抗生素再说。不仅仅是抗生素，连类固醇剂、消炎止痛剂、便秘药、消化药等大量药品也在被随便地开给病人。

甚至对于儿童患者，医生也在开名为"四环素"的抗生素，这是一种可能引起皮疹的药品。为了治疗轻微的感冒却引发皮肤病，相信这是父母不愿意看到的事情。更严重的问题在于滥用抗生素之后，身体会产生依赖性和很多副作用。同样，因为依赖性增加，虚弱的身体会产生越来越多严重的病症。所以，从这几点来考虑，抗生素的使用需要非常谨慎。一般正常的情况下，我们的身体会在发热、咳嗽、拉肚子等生病的过程中，依靠自身的免疫机制与外部的细菌进行战斗，以此来增加本体自身的抵抗力。而那些专门用来降热、止咳、防止拉肚子的药物，都是针对症状起到"抑制身体反应的作用"，长期服用会减弱人体基本免疫系统的作用。

日本大阪市市立大学以患感冒和流行性感冒的孩子为对象，进行跟踪记录后发现，不使用退热药的孩子恢复得更快。这也再一次证明持续服用抗生素会损害人体的免疫系统，减弱人体的自行恢复能力。

随着抗生素的广泛使用，让抗生素束手无策的耐性菌也在迅速增长。因由耐性菌引起的肺炎而住院，却又因没有找到适当的抗生素而死亡的病例日渐增多的事实，正是证明抗生素不可滥用的实据。

全世界范围内每年因双球菌肺炎（Pneumococcus）而死亡的未满5岁的婴幼儿达到100万名，其中亚洲孩子占整体的1/3以上。双球菌肺炎是产生肺炎的原因中最常见的一种。再加上对抗生素产生较强耐性的"19A血清型"致病菌不断增加，严重地威胁着婴幼儿的健康。在韩国，由于双球菌肺炎对抗生素的耐性而发展成败血症，导致婴幼儿死亡的情况虽然并不常见，但是在大型医院里还是存在的。

在这里声明，我并不是说抗生素的使用本身是有害的，但是我们在使用抗生素的时候必须谨慎、挑剔。韩国法律有现行规定，病人一定要在经过准确的诊断之后，医生才能开出治疗病人病症所必需的药量。要是因为抗生素对身体无益，就给孩子喂比药方上所开药量小的剂量，或者在病情好转之后立即停止服用剩下的药物，又或者故意隔一天吃一次药，那么不仅达不到治疗效果，还会使细菌更加难以被消灭。如此一来，孩子的病情可能会更加严重。

抗生素并不是对每个人都有好处，即使是相似的症状也绝对不能在没有专家所开药方的情况下，随便服用别人剩下的抗生素。

是药三分毒

"是药三分毒"这一俗语说的不仅仅是抗生素，也非常直白地表明了误用和滥用药品的危险性。误用药物之后可能会引起前所未有的疾病或使现有的疾病加重。在患有结核病的情况下，初期如果疏忽大意地滥用结核药，使体内产生耐性菌的话会导致库欣综合征，从而产生腹部肥胖、高血压、骨质疏松、月经不协调或停经等各种副作用。如果误用会引起幻觉的药品成分，会使我们面临白血病的危险，或引起脑损伤，所以需要小心注意。

我的患者中有一个23岁患有结核病的青年。他长期不注意饮食，全身心都投入在工作中，过劳使他最终患上结核。我给他开了抗结核药之后，初期2~3个月的治疗过程正常，所以治疗效果也相当不错。但是，不久后失业的他为了找工作四处奔波，以至于疏忽了下一阶段的治疗，而且4个月之后药效使病症消失时，他马上就终止了服药。结果6个月之后病情复发，他重新来到医院。但是他已经对各种抗结核药产生耐性，因此虽然在大学医院进行了几个月的治疗，但是最终还是不治而亡。一个二十多岁的青年，青春还没有好好地绽放过就迎来了生命的终结，真是让闻者伤心遗憾。不仅是结核病，只要对抗生素产生耐性，就可能会造成致命性后果，所以我们一定要特别小心。

特别是孩子生病的时候，要是我们只是一心想让孩子的病马上能好，就不分青红皂白地给孩子乱吃一通的话，会带来非常严重的副作用。我们只有正确认识这些药物的副作用，才能真正地预防药物带来的危险。

在韩国家庭中，每年孩子因药物中毒而发生的意外将近八千多起，其中大部分都是触摸、误食医药用品或者是化学用品所造成的。韩国也有法律法规要求，凡是孩子触摸或误食后会出现问题的医药品和有害的化学产品都必须有特殊的"儿童保护包装"。但是很多时候，因管理部门的松懈导致"保护"一词变得苍白无力。父母如果不能看好好奇宝宝的一举一动，那请你们最好将家中常备药的种类和数量降到最低，平时只要备点儿常用药品即可，那些不常用的、不是非用不可的药品都果断地扔掉。

我在这里建议，为孩子准备的常备药包括：儿童用退烧药、消化药、清肠剂等。刚出生的婴儿有可能会半夜突然发热、呕吐，所以我们最好备有坐药型的退烧药和体温计，以及印有刻度的喂药器。对于比较活跃的儿童来说，跌倒摔伤、被蚊虫叮咬是家常便饭，这时我们就需要消毒剂、消炎软膏、药膏、防蚊剂和一次性消毒创可贴等。

药的保存方法和服用方法一样重要

　　我刚提到的药品滥用的确是一个大问题，但随随便便地放置和错误的服用方法也是问题。父母应该了解药物的正确服用方法和保存方法，避免药品过期、变质、错误服用也是同等重要的。

　　为了应对孩子莫名地发高热，我们通常会在家中备一些退烧药，这些退热药如果不开封，放在阴暗处不被光线直射就可以保存1~2年，但是一定要记得确认药品的有效期限。如果孩子发热的时候伴有发炎的症状，就要喂孩子吃一些有消炎功效的消炎止痛剂（布洛芬/异丁苯丙酸，Ibuprofen），而对只有发热症状的孩子，我们最好只喂他们吃些仅有退热止痛功效的退热止痛剂（对乙酰氨基酚/退热净/扑热息痛，Acetaminophen）。吃了退热止痛剂后还是不退热的情况下，为了预防惊风，我们要脱掉孩子的衣服，然后用蘸了酒精的棉花帮孩子擦身。

　　家庭常备药中，我们经常会用到的消化药不能放在冰箱中保存，冰凉的东西被吃进胃里会引起消化不良。另外，液体药物具有吸收快的特点，因此要比粉末类药品或颗粒状药品更加小心地保存。

　　轻微的擦伤、刮伤或被虫子叮咬之后，所使用的药膏也需要小心保存。各种药膏的形状外貌太过于相似以至于容易混淆，再加上体积偏小容易丢失，所以我们最好按照购买日期和功效分放在不同的容器当中。消炎的药膏如果长期使用，很容易造成皮肤松弛或毛孔扩张等副作用，因此需要特别小心。另外，开封后超过一年的药膏不仅不会起到原来的效果，还有可能引起湿疹、过敏，甚至让伤口加重。所以在使用之前，一定要先把药膏挤在卫生纸上，观察一下药膏是否出现变色或奇怪的味道，如果有的话要马上扔掉。

　　酒精、过氧化氢等消毒药品，如果开盖放置或受到光线的长时间照射，就会产生氧化失去原来的作用，不仅起不到杀菌的效果，还会使伤口恶化。因此，消毒药品在使用之后一定要盖好盖子，并放置在阴暗处保存，开封时间超过一年就尽量不要再使用了。

医院里开的糖浆剂最多只能在常温状态再保存一个月。由于糖浆很容易凝固在一起或者产生沉淀物，所以不能放在冰箱中保存。在服用之后剩下的混合剂要马上扔掉，不要觉得可惜。混合剂是医生根据患者的年龄、体重、病症状态等情况，为患者特别选择的必要成分和适当的容量调制而成的，所以如果被他人服用了就可能会引起副作用。

分辨好药的火眼金睛

一般人很难分辨出我们的身体所必需的药品。即使特意去学习研究"必需药品"，如果你不是专家，还是很难分辨。

为了防止药品的误用和滥用，最好的方法就是解读患者的内心，像家庭主治医生一般，成为能够和患者话家常的医生。家庭主治医生因为长期以来一直管理一家人的身体健康，所以能够轻易地为孩子选择对他们而言必需的药品。因此，在欧洲福利先进的国家早早就开始实行全民家庭主治医生相关制度了。

近来出现不少商品打着药的名号来吸引消费者，而事实上，这些商品不仅不会帮助到少年儿童，还会危害到他们的健康。比较具代表性的有：吃了变聪明的"聪明药"、用于治疗肥胖的"减肥药"等。这些所谓的疗效非同一般，却未经检定的商品，如果过量或长期服用，很可能会导致神经过敏和失眠症。要想防止药品的误用滥用等情况，首先要向医生或药师获得正确的信息，并仔细确认药品的功效、副作用和有效期限等。服用不是从专家那里得到的处方药，而是通过朋友或网上购买的药品是危险的。我们在保存药品的时候，最好是和写有药品功能、成分、注意事项的说明书一同保管，并且至少还要把药的功能和有效期限写在装药的容器上，以防说明书丢失。

有这样一句话："如果不消除治疗障碍，吃100种药都不管用。"意思就是，如果治病不去病根，吃再好的药也没用。过分依赖或误用药物会严重危害人体健康。单纯只是为了缓解症状，而过量服用抗生素或止痛剂等药品是无法去除病根的。可以说，吃药有时并不是最佳选择。

TIP 为了不爱吃药的孩子

●———— 我们有必要训练孩子从小习惯于吃药丸，这样不仅便于疾病的治疗，而且等孩子长大之后也能更加轻松地吃药。害怕吃药丸的孩子通常在吞咽的时候，只把水喝掉而药丸却仍然留在嘴里。所以，我们需要教孩子先将药丸放在舌根三分之二处，这样做更易于吞咽。把孩子喜欢的维生素片剪成小块练习吞咽也是一种不错的方法。

●———— 吃药的时候配着240毫升的白开水一起吞咽是最好的，千万不要和碳酸饮料、果汁或牛奶等一起服用。含有单宁酸成分的饮料会吸附药物、降低药效，而碳酸气体会刺激胃肠壁，引起胃肠病，所以吃药的时候不能喝饮料。牛奶或果汁也是一样，会与抗生素产生药效方面的问题，因此应该更加注意。

●———— 因为怕苦，很多孩子通常不爱吃粉末状的药品。对于这种药粉，我们可以将其溶入温水，再加点儿蜂蜜或低聚糖等物质后喂给孩子吃。如果是婴儿，妈妈可以用洗干净的小勺将药粉调匀之后涂在婴儿嘴内，辅以清水喂之即可。但是要注意不能喂2岁前的婴儿吃蜂蜜。如果让还没有形成免疫力的婴儿，误食感染了肉毒梭状芽孢杆菌的蜂蜜，很有可能会引起"婴儿肉毒杆菌病"。婴儿的肠道功能十分脆弱，如果肉毒梭状芽孢杆菌进入了婴儿肠道，就会释放毒素使婴儿产生神经麻痹，引起呕吐和腹泻，更严重的还可能会导致死亡，因此婴儿最好远离蜂蜜。

●──── 被糖浆剂的甜味所吸引，以致孩子不知道自己吃的是药，误当成饮料喝光整瓶的事故时有发生。维生素片也是一样，如果过量服用也会产生问题，因此最好把这类药品放在孩子接触不到的地方。最后，如果孩子吃完药后经常吐药，我们可以在孩子吃饭或喝奶之前给他喂药，这样多少能够减少吐药现象。

03

孩子的性发育不断出现异常

染色体是男性，生殖器却是女性？环境激素的
诅咒比想象的更可怕。

曾经以痛经的原因和子宫内膜异位症为主题制作电视纪录片的制作
人，从泌尿器官科医生那里得到一张冲击性照片。那是一张出生后几个月
不到的男婴性器官的照片。从性器官上来看，该婴儿既不像女孩也不像男
孩，而是所谓的"双性人"（Intersex）。这个孩子出生在美国，出生时医
生明确称其性别为女性，但是染色体检查的分析结果却是男性。

该纪录片介绍的一对双胞胎兄弟出生的时候就割掉了包皮，还有一个
26个月大的男婴出生时就患有尿道下裂。正常情况下，男人的尿道口是在
阴茎最末端的，但是在尿道下裂的情况下，有可能从阴茎开始部分就长出
尿道口。严重的情况下，阴囊会被分裂为两个或长得像女性性器官一样，

以至于不进行染色体检测就无法分辨性别。

一个9岁的女孩和其他同龄女孩相比显得格外高大成熟。孩子的妈妈本来以为她只是个子比同龄孩子高一些而已，但是在给孩子洗衣服的时候吓了一大跳，慌忙带着孩子去了医院。原来孩子9岁就来了月经。

妨害性发育的环境激素

环境激素（Environmental Endocrine）指的是学术上所说的"外因性干扰生物体内分泌的化学物质"，环境激素进入人或动物的身体后会妨碍或扰乱内分泌系统的正常功能。1997年5月，日本学者在广播中称"排放在空气中的化学物质进入生物体内之后，会产生像接触了激素一样的反应"，这也是环境激素这一名字的由来。但是，环境激素不仅会扰乱内分泌系统，还会妨碍孩子性发育的事实不禁让人们再一次受到冲击。现代社会中，人类不可避免地暴露于各种环境激素当中，在这种环境下，我们孩子的身体到底在经受何种灾难呢？

美国的莎娜·斯万博士通过测量生殖器长度的研究，揭示了老鼠生殖器官产生的异常现象也同样发生在人类身上。她通过采集孕妇的小便来推断孩子出生后是否产生异常，并在采样中发现凡是接触过塑化剂——邻苯二甲酸酯越多的孕妇生出来的孩子生殖器越短，无论它是通过何种途径传染的，我们可以肯定的是邻苯二甲酸酯妨碍了子宫内胎儿的发育。

现在被推定为环境激素的物质有：各种工业用化学物质（原料物质）、杀虫剂和除草剂等农药类、有机重金属类、焚化场的二噁英类、类似激素的物质、己烯雌酚（DES）等被用作医药品的合成雌性激素类，还有各种食品添加剂等。日本厚生劳动省（Ministry of Health, Labour and Welfare）将工业用化学物质、医药品、食品添加剂等142种物质归类为环境激素。正是这些环境激素影响了雌性激素的分泌，使孩子的性发育朝着不正常的方向发展。

雌性激素让男人女性化

经过排卵、完成受精，再到母体成功受孕，这期间一直起着抑制排卵作用的孕酮（Progesterone）即黄体酮，会受到和其起着相似作用的避孕药的伤害。避孕药是一种和黄体酮相似的合成化学药品，它通过妨碍卵子的成长和排放来阻止受精的完成。除此之外，它很容易扰乱在女人体内起到重要作用的女性激素，因此在怀孕的时候，很容易给胎儿的成长带来不利影响。

20世纪70年代，服用了合成雌性激素——防流产剂/保胎剂的孕妇生下的女孩子都出现了不孕，男孩子都出现了不育和阴茎勃起障碍的问题。20世纪80年代，由于杀虫剂的污染事件，美国佛罗里达的鳄鱼孵化率不仅大大降低，还出现了性器官普遍变小的现象。进入90年代，动物精子数量减少的现象不断出现：公鲤鱼的精巢（形成精子的袋状物）缩小、母鲤鱼卵巢畸形、比目鱼性器官缩小，以及本属于雌雄异体的某类海螺的雌雄同体化，即性畸变（Imposex）现象等，生态界出现了各种生理崩溃的状况。性畸变指的是蚌或螺等腹足类生物中，雌性动物体内长出雄性器官，雄性动物不断雌性化的现象。这造成了雌性动物的不孕现象，所以导致物种数量的急剧减少，最终破坏生态界的平衡。

虽然大部分环境激素会给生殖器官带来异常，但是苹果、樱桃、黄豆、草莓等植物中含有的"植物性雌性激素"不仅含有抗氧化功能，还能够保护人体不产生乳腺癌、前列腺癌等腺体相关癌症，它们和有害环境激素起着不同的类雌性激素作用。

隐藏在城市日常生活中的农药

除了上文中提到的二噁英、双酚A和合成雌性激素，还有其他妨碍孩子生长发育的代表性环境激素。

首先要介绍的是农业用杀虫剂滴滴涕（Dichlorodiphenyltrichloroethane，简称DDT）。滴滴涕会使精巢的雄性激素的激素功能封闭。"激素功能封闭"指的是通过封闭激素受体结合部位来阻断正常的激素接近受体，使内分泌系统无法发挥其自身功能。因此，被喷洒上滴滴涕的水果或蔬菜在吃之前一定要洗净。

聚氯乙烯产品中大量使用的塑化剂邻苯二甲酸酯被大量运用于玩具、墙纸、塑料容器等和日常生活息息相关的用品当中。这一物质才真可谓是典型的环境激素，并因其对孩子生殖器系统和内分泌系统产生的影响而臭名昭著。

城市环境污染的罪魁祸首——铅也不得不提。蓄电池、印刷品、墙纸、油漆、水管、电缆表皮、锡箔、各种合金产品等日常生活中使用的含铅物品，以及泥土、蜡笔和橡皮等孩子经常接触的含铅物品，都威胁着孩子的健康。铅可能会使青春期男孩的性发育出现迟缓现象，另外还可能使男性出现不育、勃起障碍、早泄等性功能障碍。女孩如果长期接触铅元素，会造成月经不调或停经、乳腺癌，所以在这一方面我们应该格外关注和小心。

此外，杯面泡沫塑料容器的主要成分——苯乙烯同分异构体和合成洗涤剂原料——烷基酚也被怀疑为新的环境激素。不仅如此，玩具、学习用品和化妆品中的汞和镉元素，也跟铅一样会起到扰乱激素的作用，并且也已经被列入代表性环境激素黑名单了。

毒素可分为外来毒素和内生毒素两类，二者同时伤害人类身体的时候，又会生出一种"内外合成毒素"。环境激素正是通过这三种方式使孩子脱离正常的身体发育轨道，像可怕的魔鬼般打乱人体生物节律，真可谓是"内外夹击"。

环境激素疾病的治疗事例

经历严重痛经的18岁女性

· 症状

　　该患者高中的时候曾因严重痛经，而导致校园生活甚至日常生活难以维持，虽去了好几家医院治疗，但状况都不见好转。因怀疑起因是化学物质，所以为了接受明确的对症治疗而找到了我。

· 诊断

　　该患者在妇科经过检查后被确诊为子宫内膜异位症。为了确认发病是否是因为接触了环境激素而对患者的小便进行了检查。结果显示，患者体内所含有的禁用化学物质——邻苯二甲酸酯的数值比常人高出许多。邻苯二甲酸酯被广泛应用于化妆品、玩具、洗涤剂等各种聚氯乙烯产品或家庭用地板等产品中，因此为了找出患者身边的环境激素物质，我让患者填写了一张环境激素物质考核问卷。

· 处方

　　我向患者说明，只要她在日常生活中停止使用合成洗涤剂，停止食用有化学物质的食品，改良自己的生活方式就能够消除痛经现象。然后，我还奉劝患者控制香水、指甲油、染色膏等化学产品的使用。散发香味的产品大部分都含有邻苯二甲酸酯，因此都对身体有害。另外，化妆品中还含有名为对羟基苯甲酸的防腐剂和类似雌性激素的环境激素，因此我建议患者尽可能远离含有防紫外线化学制剂的化妆品。最后，我还告诉患者最好不要干洗衣服，如果不得不干洗也要将衣物在室外挂几小时，让衣服上的气味散尽之后再穿。患者遵照医嘱生活两个月之后来医院复诊，说自己的痛经现象已好转了很多，且在小便检查中也发现邻苯二甲酸酯的数值明显降低了不少。

不育的37岁男性

·症状

患者结婚3年还没有孩子，在其他医院做检查时，被诊断为精子减少症患者。患者为了找出致病的原因，来到我处就诊。

·诊断

在为该患者做完小便检查后，我发现这名患者的邻苯二甲酸酯数值也非常高，可以确定患者的不育同样也是受环境激素之害。我后来通过患者填写的环境激素物质考核问卷核实了该患者的日常生活环境。

·处方

对该患者而言，首先急需做的是远离塑料。日常生活中虽然也存在塑料，但是患者因为在一家制造塑料产品的公司上班，所以情况尤其不乐观。在塑料形成过程中会释放大量邻苯二甲酸酯，这对精子是致命的。我建议患者要想治好精子减少症就一定要转到其他部门，而且特别强调要将家中使用的塑料餐具和塑料产品收起，甚至香水和化妆品中含有的邻苯二甲酸酯也都必须远离。患者回去后不仅换了工作部门，还按照医生吩咐远离了一切可能含有邻苯二甲酸酯的东西。结果，4个月之后在小便检查中发现其邻苯二甲酸酯数值大大降低，而且在就诊后6个月左右传来了患者的妻子怀孕的消息。

生活处处潜藏着致命的致癌物

　　致癌物质并没有隐藏在特别的地方，它已经渗入我们生活中的点滴。

可怕的铅阻碍成长

　　铅是国际癌症研究中心所认证的致癌物质，是一种能够引起永久性神经和行为障碍的高毒性金属。特别是孩子在接触到铅之后很可能会引起智商下降和成长障碍，因此铅成为父母极为担心的一种物质。

　　在2011年进行的"致癌物质国民行动"调查中发现，文具、玩具等儿童用品中，约有14%达到101毫克/升～32万毫克/升的铅含量，这一结果震惊全民。因为铅含量超过99毫克/升的儿童用品就足以对孩子的健康产生直接危害了。不过还算幸运的是，产业通商资源部技术标准院制定了《质量经营及公共产品安全管理法》，规定了相关化学物质的使用安全基准，对未满14岁孩子使用的所有儿童用品中的铅、镉、镍、含邻苯二甲酸酯类的塑化剂、有害磁石等进行限制使用。

但是，我们的日常生活中并不只有铅会危害孩子的身体。第二次世界大战过后，各种致癌物质开始以飞快的速度彻底地侵害人类身体健康。只要我们居住在城市之中，无论在家里还是家外，这些致癌物质都在时刻准备着伤害我们的孩子。

无色无味的凶手——氡

混凝土、石膏板、石板等建筑材料中隐藏的名为"镭"的物质，在进行核分裂过程中会散发出有害气体——氡。氡的可怕在于虽然无色无味，但是长期接触会造成肺癌和胃癌。

85%以上的氡都是由地壳释放出来的。不通风的建筑内氡的浓度要比外面高数十倍甚至数百倍。像地铁这种不通风的地方，氡的浓度几乎达到极致。氡的问题数十年如一日地在威胁着大多数人的生命安全。氡如果进入人的肺部会附着在支气管或肺叶上不断放出阿尔法射线造成染色体异变，最终可能引起肺癌。

在国外，对建筑物内部氡浓度的检测已经被生活化了，因此在小卖部或超市等地方，都可以购买到简单便宜的检测工具。在美国甚至有专门的公司从事对私人住宅进行氡浓度检测的工作，如果住宅内氡浓度增加，还会提供相应抑制氡产生和消除氡元素的设施服务。美国环境保护局建议的室内氡浓度基准为148贝克勒尔/平方米，韩国还没有制定相关标准。综上所述，就能发现在我们生活的现实中氡问题的严重性。氡是一种危害性较高的物质，不容忽视。过去是因为无知才未采取任何措施，但是希望从今以后我们能够了解氡的危害性，找出相应的应对方案，只有这样我们才能尽快远离危害。

肺癌之母——石棉

说到肺癌就不得不提"文明的诅咒"——石棉了。同时拥有"石头棉花"和"无声凶手"这两个别称的石棉，从矿物组成上来看，它可被分为以白石棉为主要成分的"蛇纹石"和耐化学药品的"角闪石"。

石棉一直被广泛运用于以石板等建筑材料为主的各种防火材料、耐火材料、保温材料、隔热材料、绝缘材料等材料中。直至20世纪70年代，人们才开始了解到石棉内的粉末会通过呼吸进入我们的身体，引起肺癌、肺炎、胸膜胸腔恶性肿瘤等恶性疾病。国际癌症研究中心也因此将石棉指定为不折不扣的一级致癌物质。韩国国内从2009年开始，将即使只含有1%石棉的混合物质，也定为"禁止接触物质"，并勒令商家不可以借以任何用途来制造、进口、贩卖、保存、储存、运输和使用这种混合物质。

但是，毕竟石棉曾经被大家广泛使用过。所以，目前来说，石棉在各建筑物或产品中都会存有一定数量的残留，所以我建议父母还是要小心应对，禁止孩子接近这样的危险物质。

导致生殖器官畸形的聚氯乙烯

现代人熟悉的聚氯乙烯是一种十分具有代表性的塑料，被广泛地运用于孩子使用的笔筒、胶卷、塑料垫等产品当中。聚氯乙烯本来是硬邦邦的，但是在使用了邻苯二甲酸酯类（包括DEHP、DINP、DBP等）塑化剂后就会变得柔软和有弹性，所以很多厂家都通过加入塑化剂来制作各种塑料产品。国际环境保护组织（Green Peace）警告人们，含邻苯二甲酸酯类的塑料，不仅会造成肝脏、肾脏的功能障碍，引起生殖器畸形，还会导致内分泌障碍。

1998年，韩国消费者保护院对以聚氯乙烯为原料的玩具进行调查之后，检查出大量超标产品。这一结果一经公布，就引发了各界关于这些玩具是否带有危害性的大范围争论。

欧盟毒性、生态毒性和环境科学委员会指出，3岁以下的孩子吸咬玩具的时候，会使邻苯二甲酸二辛酯和邻苯二甲酸二异壬酯等有害化学物质进入身体，对孩子造成不良影响，引发肝癌或肾癌等疾病。

因此，欧美国家近几年已经明文禁止销售含有致癌物质塑化剂的聚氯乙烯材质玩具，之前已卖出的产品要求厂商全部收回，并实施了各种安全措施。韩国禁止在牙齿发育器或奶嘴等产品中，添加邻苯二甲酸二辛酯之类使聚氯乙烯材料变得弹性十足的物质。食药厅也从2005年开始建议医院里不要使用由聚氯乙烯材料制造的输液包和血液袋。

毒药之王——砷

被使用于半导体制造的砷，是存在于尖端社会华丽外表下的黑暗物质之一。砷常被使用在医药品、农药、合金材料中，此外它还在化合物形态下，被应用于木材防腐剂、除草剂、杀虫剂、饲料添加剂等产品当中。砷可以引起肺癌、肝癌和皮肤癌。古代君主赐死所用的毒药中就有砷，它被称为"毒药之王""王之毒药",含有致命毒性。

在密闭的空间里处理挥发性强的石油类物品时,各种一级致癌物质会通过呼吸进入身体,对呼吸频率较快、免疫力系统未得到完全发育的孩子而言这无疑是致命的。父母在加油站加油的时候,孩子通常会因为觉得气味好闻而打开车窗嗅来嗅去,我们应该阻止他们的这种行为。

另外,衣服干洗的时候使用的溶剂中含有甲苯和丙酮,这些也是生活中随处可见的危害孩子健康的致癌物质,我们一定要谨记在心。

威胁大脑的手机电磁波

现在,已经变成生活中不可缺少之物的手机所发出的电磁波会引发脑癌这件事已经不是新闻了。国际癌症研究中心分析了针对手机中发出的无线电电磁波进行的流行病学调查之后,将手机电磁波分为"2B类"(有致癌可能性的物质)致癌物。当然,手机电磁波的致癌性只在动物实验的结果中得到证实,不能百分之百套用到人类身上。但是,2004年的流行病学调查结果显示,10年期间每天使用手机超过30分钟的人神经胶质瘤发病率的确增加了,而神经胶质瘤正是脑癌中的一种。

孕妇如果经常使用手机会产生什么后果呢?2008年,在《流行病学》期刊上发表的某项研究中,作者在对怀有孩子的13159名孕妇进行追踪观察之后发现,比起不使用手机,怀孕期间使用手机会使孩子产生注意力缺陷多动障碍的概率增加1.8倍。另一项研究表明,胎儿如果长时间受电磁波辐射会增加脑癌的发病率,这一结果让手机已成为生活必需品的现代人,特别是孕妇们开始警觉了。

可乐和烧酒的毒性

可乐中含有的名为4-甲基咪唑（4-MI）的物质，在动物实验中体现出致癌性。这一物质是在用氨当催化剂制作可乐焦糖色素的过程中产生的杂质。比起严格规定致癌物质含量标准的美国，韩国产的可乐中这一致癌物质的含量竟高出24倍，这一数值着实令人惊讶。

可乐对于孩子就像烧酒对于成年人，而且据说烧酒中也含有致癌物质。生产商为了消除烧酒中的苦味会使用能够发出甜味的甜菊糖，其用量和阿斯巴甜不相上下。阿斯巴甜是美国开发的，而甜菊糖是日本开发的。阿斯巴甜是一种甜味剂，得到了正式食品添加剂的使用许可。但是，从21世纪初开始，因为某研究结果称这一物质会引起头痛、肌肉痉挛、失眠症、脑瘤等疾病，所以它至今仍然处于争论之中，也因此阿斯巴甜才被要求进行标示是否使用。

但是，添加有韩国保健福祉部声称安全的甜菊糖的烧酒，在出口澳洲之后被全数退还，这使得民间团体开始对甜菊糖的安全性问题产生异议。民间团体要求至少像阿斯巴甜那样，对甜菊糖是否添加的事实应该进行标示，但是烧酒生产商反驳道"因为没有相关法规要求，所以没有必要特意标注"。

失眠也致癌

2007年，国际癌症研究中心公布了换班制和由此产生的生命周期遭到破坏的现象会导致癌症的发生这一研究结果。光线影响睡眠质量，因为特定的光线波长会抑制细胞中杀死活性氧的褪黑激素的分泌，从而引起失眠。相反，光线会促使"女性激素"（雌性激素）大量分泌，从而引发乳腺癌和前列腺癌。

1879年，爱迪生发明了改变现代人日常生活的白炽灯，从此之后现代人即使在漆黑的夜晚也能自如活动了。但是，这一伟大的发明扰乱人类的生物节律，引发癌症，这真是一个具有讽刺意味的事实。

TIP 生活中应该远离的致癌因素

生活中那些需要我们去注意且尽量让孩子远离的致癌因素有：

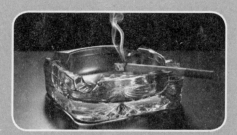

◀ 吸烟产生的烟气

吸烟产生的烟气中含有少量铅元素，接触铅元素可能会导致婴幼儿智力降低和发育障碍。

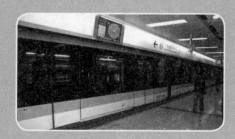

◀ 不通风的地下空间

无色无味的有害气体——氡有80％以上都产生于地壳之中，所以要格外注意不通风的地下空间。

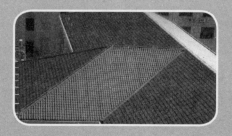

◀ 石棉屋顶

如果建筑中含有大量石棉，又无法去除的话，我们应该尽量让孩子远离这些建筑物。

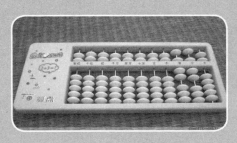

◀ 塑料玩具或学习用品

聚氯乙烯会给生殖器官带来不良影响，我们要特别注意不要再被拿孩子使用的东西开玩笑的商业伎俩所骗。

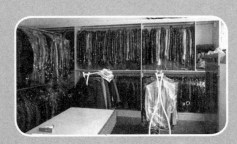

◀ 干洗剂

苯具有较强的挥发性，因此能够通过呼吸进入人体，我们应注意不要让孩子闻到这些气味。

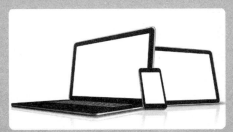

◀ 手机、电视、微波炉

电磁波可能会导致注意力缺陷多动障碍。孩子年纪越小受到的影响就越大，所以孕妇最好远离这些产品。

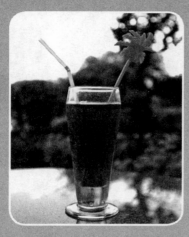

◀可乐

不管是国产可乐，还是其他品牌的可乐，我们都应该尽量让孩子少喝。

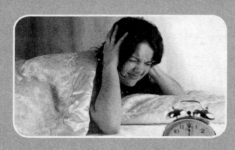

◀失眠症

失眠症会使人身体免疫力降低，成为致癌物质进攻的目标。

破坏孩子大脑的化学物质

注意力缺陷多动障碍、忧郁症和自闭症是否是
遗传造成的呢？有可能是，也有可能不是。

美国环境工作小组（EWG）在2004年8～9月，从美国出生的10名婴儿的脐带中发现了287种工业化学物质和污染物质，其中有多种物质可引发多种疾病。具体来讲，这些物质中可致癌物质有180种，对大脑、神经系统有毒的物质有217种，可引起先天性畸形和发育障碍的物质有208种。这一考察结果证实了化学物质会通过脐带传递到胎儿身体里的事实。

胎儿的身体器官成长较快，且在化学物质面前毫无抵抗之力。当胎儿暴露在化学物质面前时，他们身体本身的排毒解毒系统却还未成熟。已离开妈妈的肚子诞生于世的孩子也是一样，注意力缺陷多动障碍、忧郁症、自闭症，还有智力低下等病症都是出自这些不计其数的化学物质之手。

引发注意力缺陷多动障碍的化学物质

　　注意力缺陷多动障碍是一种精神疾病，被登记在美国精神医学学会《精神疾病诊断与统计手册》（DSM）内。已患注意力缺陷多动障碍的患者40%～90%在长大之后会自然痊愈，因此医生也把它称呼为"暂时性的成长障碍症"。但即使患病的时间是暂时性的，可毕竟孩子长大成人所需的时间并不短，而且幼年时期是孩子成长过程中最重要的时间段，所以不管孩子患了注意力缺陷多动障碍后会不会痊愈，它都不是一种可以轻易忽视的疾病。

　　二噁英属于残留性有机物质，是一种会对成长期孩子的神经系统产生影响的神经毒性物质。以美国国民健康营养调查资料为基础，在对278名12～15岁的孩子进行调查研究之后发现，血液中被检测出含有二噁英元素的孩子会出现学习障碍和注意力缺陷多动障碍。由此得出结论，二噁英会导致注意力缺陷多动障碍。

　　如果传递兴奋信息的神经传导物质——多巴胺（Dopamine）分泌过多，也会导致注意力缺陷多动障碍。扰乱多巴胺分泌的罪魁祸首是被用作塑料塑化剂的邻苯二甲酸二环己酯（DCHP）。某项实验结果表明，老鼠被注射塑料塑化剂成分之后，多巴胺的分泌会增多，出现了与注意力缺陷多动障碍相似的症状。

　　为了使孩子喜欢的火腿肠、香肠、培根看起来更加可口，通常会加入亚硝酸钠，这一物质也会让孩子陷入注意力缺陷多动障碍的危险之中。被身体吸收的亚硝酸钠会和食物中蛋白质里的胺相结合，产生强烈的致癌物质——亚硝胺（Nitrosoamine）。在癌症形成和糖尿病、老年痴呆产生的过程中起一定影响的亚硝胺也会引起多巴胺的分泌异常，从而增加注意力缺陷多动障碍产生的可能性。这无疑再一次证实了由食品添加剂"堆成"的人工加工食品是百害而无一益的事实。

引发忧郁症的食物

加拿大蒙特利尔大学研究组将老鼠分为两个小组进行试验，给第一组的老鼠喂脂肪占整体热量58%的高脂肪饲料，给另一组的老鼠喂脂肪占整体热量11%的低脂肪饲料。6周之后高脂肪饲料组的老鼠腰围增加了近11%。接下来，给它们提供健康的食物之后，高脂肪饲料组的老鼠开始变得躁动不安，甚至出现了忧郁症的症状。

分析结果显示，高脂肪饲料组的老鼠的大脑中名为肾上腺酮的压力激素和名为"环腺苷酸应答元件结合蛋白"的蛋白质数值非常高。环腺苷酸应答元件结合蛋白和"兴奋剂"——多巴胺的生成相关联。

换言之，这一研究结果解释了明明知道甜味食品和高脂肪、高热量食品对身体无益却还是无法戒掉的原因。大人为了让孩子开心，经常买给孩子的这些食物，不仅不能给孩子带来愉悦，反而可能会导致忧郁症和一些消极行为。这是有科学和医学根据的事实，再一次唤起了人们对垃圾食品危险性的警惕。

食药厅称即使吃了也没有问题的味精，其实也会损伤中枢神经细胞引发忧郁症。因此，无论孩子多么喜欢、多么想吃，大人也不要经常让孩子用味精掺入量很多的食物代替正餐。

方便好用的一次性纸杯也会引发忧郁症，因为纸杯内侧覆盖着一层名叫聚乙烯（Polyethylene）的低密度物质，也就是我们平常说的PE。这种化学物质即使在低浓度的状态下也有可能存在一定毒性。更让人担心的是，PE接触到热水后会产生氰化氢（Hydrogen cyanide）和毒性物质甲苯

（Toluene）。虽然量比较小，但是这两种化学物质一旦在人体内累积到一定数量，就很有可能引发忧郁症、烦躁、神经性障碍和精神异常等多种病症。所以，PE纸杯是否需要全世界禁止使用，一直是各国学者热烈讨论的话题。

世界自然基金会（WWF）曾做过调查，发现差不多每生产一个纸杯就会排放出大概11克的二氧化碳。外表看起来小巧方便、让人感觉无关痛痒的小纸杯，竟然有可能威胁到人类的健康，甚至对地球产生巨大伤害，着实让人震惊。

假颜色损伤基因

某研究结果显示，人工着色剂损伤大脑基因。在致癌和基因突变相关领域比较有权威的学术杂志《突变研究》（*Mutation Research*）中所登载的动物实验结果显示，在研究人员给老鼠注射39种食品添加剂24小时后，老鼠的大脑、胃、大肠、肾脏、膀胱、肺等大部分器官，甚至包括骨髓都发生了异变。

美国的过敏专科医生芬戈尔德博士在40年前就已经提出，情绪不安定、脾气暴躁、注意力不集中的孩子，通常是因为经常摄取含有食品添加剂的食物造成的。此外，人工着色剂还会引起注意力缺陷多动障碍症状。英国萨里大学的尼尔·沃德教授发现孩子在喝完含有柠檬黄（Tartrazine）的饮料半小时后，出现了强烈的攻击性和暴力的倾向，他也就此发表了人工着色剂柠檬黄导致孩子性格粗暴的研究结果。

人工着色剂是否是导致注意力缺陷多动障碍的直接原因呢？就这一问题，各国学者有着不同意见。美国杜克大学医药中心的干纳斯博士就此发表了他的一个发现，即如果让患有注意力缺陷多动障碍的孩子，每天坚持吃一些无食品添加剂的优质蛋白质食品能够使其症状减轻。

无脑儿的诞生

孩子一出生就没有大脑的这一严重畸形症，光是听起来就让人觉得毛骨悚然。丁基羟基甲苯（Butylated Hydroxy Toluene）和丁化羟基茴香醚（Buty Hydroxyanisole，简称BHA）就是造成无脑儿的罪魁祸首。这两种物质现今被广泛运用在喷气燃料、橡胶挥发油产品、防腐处理溶液，以及很多化妆用品中。所以人不经意就能触碰到这两种物质，可不知道情况的我们平时谁都没有去注意。

现在，我在这里提醒大家，这两种物质很危险，因为它们只要与人体接触，就可能会产生皮肤炎、呼吸道疾病、眩晕症、犯困、步行障碍和语言障碍等诸多问题。如被人误食，就很有可能出现胃痛、呕吐、腹泻等症状，并且患者的癌变率也会大幅度增加。

对孕妇来说，一旦所使用的化妆品中含有这两种危险成分，那就有可能生下无脑儿。因为正是这两种物质对人类遗传基因产生了影响，才致使婴儿在妈妈体内发生基因突变，导致发育出现问题。

所以，我建议大家在选购化妆品时，一定要认真阅读产品的化学成分表，避免接触到含有这两种物质的化妆品。

自闭症和化学物质的关联性

生活中的化学物质引发孩子的自闭症，这一论断多少有些夸张。自闭症产生的原因并不明确，过去的人们认为在发病初期，父母和孩子之间的关系等孩子出生之后的各种重要因素才是自闭症发病的主要原因。但是最近磁共振成像的研究结果显示，自闭症儿童的大脑结构，特别是大脑发育初期阶段会出现异常。

这个研究结果虽然还未得到论证，但是并不代表根本不存在引发自闭症的化学物质。就目前为止所有的研究报告而言，焦糖色素类食品添加剂——人工着色剂和对羟基苯甲酸异丁酯之类的防腐剂与自闭症的产生息息相关。环境激素中，有机磷剂类农药六氯苯（Hexachlorbenzene，俗称六六六）、滴滴涕，还有双酚A都是引发自闭症的重要元素。

低血糖和自闭症之间的关系也并不一般。孕妇在怀孕期间患有糖尿病，会使胎儿患上持续的低血糖症，造成轻微的脑损伤，以致孩子在出生之后会出现一些自闭症的症状。

男性的自闭症发病率比女性要高出三四倍。在自闭症儿童当中有15%～20%的孩子完全能够在社会上独立生活，因此即使孩子表现出一些自闭症症状，父母也不要太过灰心失望。即使患有自闭症，孩子将来也能拥有好的职业，因此我们没有必要在此之前，就早早地放弃让孩子去适应社会生活。

注意力缺陷多动障碍、忧郁症和自闭症是遗传导致的吗

由上可知，注意力缺陷多动障碍受遗传、神经、社会心理方面的因素

和毒性物质的影响。早期研究认为这种疾病起因于父母对子女的管理方法和教养态度等方面。后来发现，大部分患注意力缺陷多动障碍的儿童的父母和亲戚中，会出现有行为障碍、滥用药物、忧郁症等症状的人。而且，如果父母是注意力缺陷多动障碍患者，子女有57%的可能会出现相似的症状。双胞胎则会出现更加极端的结果，异卵双胞胎都患注意力缺陷多动障碍的可能性为30%，同卵双胞胎则达到80%。

忧郁症的产生是生物特性、遗传和社会心理方面的因素综合作用的结果，现在还无法确切地说出遗传在忧郁症发病的过程中起到多大的作用。事实上至今为止，一直被认为与忧郁症相关的遗传基因和染色体，在发病时并未出现异常。遗传基因完全一致的同卵双胞胎中，共同患有忧郁症的概率大约有50%，而异卵双胞胎则只有10%～20%。

自闭症也受到遗传、神经及毒性物质的影响。根据专家的观点，虽然自闭症患者体内名为蒲金耶氏细胞（Purkinje Cell，亦称浦肯野细胞）的巨大细胞数量较少，神经传导物质血清胺较多，但是自闭症的产生原因就如其治疗一样还只停留在实验阶段，无法用一句话断言。

TIP　孩子大脑发育时，我们必须远离的东西

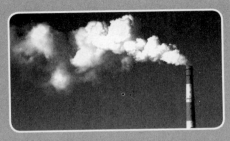

◀垃圾焚化场

二噁英被认为是人类创造出来的最可怕的致命毒素。它能够扰乱植物激素，因此常被用于除草剂之中。生活中，二噁英有90％来自垃圾焚化场。

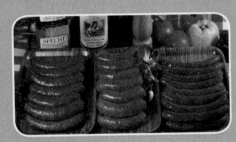

◀火腿肠、香肠、培根等

为了使肉类呈现出鲜艳的红色，通常会在这些产品中加入着色剂亚硝酸钠，这是引起注意力缺陷多动障碍的代表性危险物质。

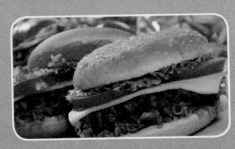

◀汉堡包

研究结果显示，属于高脂肪、高热量食物的汉堡包有可能会使孩子患上忧郁症。

154

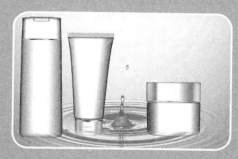

◀化妆品

被用作化妆品成分的丁基羟基甲苯和丁化羟基茴香醚是可能造成无脑儿的可怕化学物质，孕妇一定要格外小心。

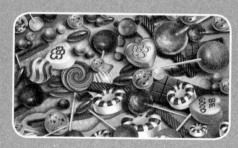

◀糖果和饮料

人工着色剂会损伤人的大脑，引起过度兴奋、情绪不安定和行为障碍等症状。

PART 4

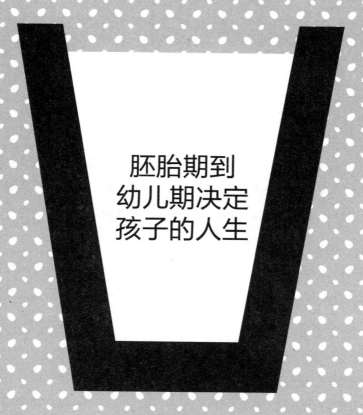

胚胎期到
幼儿期决定
孩子的人生

福岛核事故，
最怕遗传下一代

2011年，日本福岛放射性能源泄漏事件使全世界陷于恐慌之中。强震虽然也是大灾难，但是大型飓风带来的巨大人身伤害和福岛核泄漏事故使日本及其邻近国家陷入巨大危险。"如果谨慎管理就能够保证安全"——对核能源的这种固定认识和信任最终在自然的威力面前轰然倒塌。

这场巨大的灾害一方面危害到无数人的生命安全，另一方面也警醒世人放射性能源的危害之大。我还记得在福岛核事故发生之后自己也曾做客数个广播节目，为了向广大观众传播正确的关于放射性能源的信息孤军奋斗。

福岛核事故发生不过数年时间，因此我们还无法准确推测放射性能源的泄漏所带来的具体危害达到何种程度，但是我们能够以1986年切尔诺贝利核事故的经历为基础推测事态的严重性。切尔诺贝利核事故被定为史上最大、最严重的一场核事故，爆炸当场有31人死亡，之后5年中先后有5000人因此而死，七十余万人接受过相关治疗。根据各种学术杂志中发表的论文，受到放射线照射之后，0～14岁女孩的甲状腺癌发病率剧增。直至今天，由该事故造成的忧郁症和创伤后应激障碍（PTSD）仍在持续不断增加。绿色和平组织（Green Peace）的报告书中指出，截至2006年，切尔诺贝利核事故引起的癌症死亡者有近93080人。说不定福岛核事故就是无视了切尔诺贝利核事故所发出的警告的一场灾祸。

2013年3月，一生都致力于治疗广岛核爆受害者、投身于反核运动的96岁高龄日本医生纯太郎来访韩国。他关于由放射性能源污染引起的灾难所做的说明和演讲给我们带来了巨大的启示。

"长岛原子弹爆炸之后，成为一片废墟的长岛上幸存的人们也渐渐死去。当时，作为医生的自己甚至无法诊断出患者所患的是什么病。我们不能因为廉价就顶着放射性能源泄漏的危险使用核能。最深远的伤害在于受到辐射伤害的孩子。福岛将来会变成什么样子，请大家多加关注。福岛的今天甚至有可能会成为韩国的明天。"

他警告世人，再过几年福岛就会出现患有医学上无法解释的各种稀有疾病的人：毫无由来的拉肚子、鼻血常流不止、口腔炎持续不愈——日本最终会陷入困境。

不仅如此，虽然有推测称甲状腺相关疾病的增加是因为受到切尔诺贝利核事故的影响，但是疾病增加可能是由各种各样的原因造成的，因此我们需要在患有甲状腺疾病的孩子和父母身上获取更多材料再进行分析，这样才能找出其中的直接性联系。可怕的是，最大的问题在于，即使坚持主张放射性物质污染观点，人们是否真的是因此而死，这一点在医学上无法求证。创造出这些可怕的危险因素和本身无法与人类共存的物质者就是我们自己。

但是，在平凡的日常生活中，看不见的危险是不易被感知的。由于放射性能源或各种化学气体是无形的，人们通常认为它们与生活无直接联系，因此几乎没有人会将这些物质的危害性放在心上。但是，在我们生活的这片土地上，无形、无味、无声但却威胁着我们生命安全的物质数不胜数。

现在马上看看我们的周围，手机、电脑、电视、微波炉等电器放射出来的电磁波会损伤我们身体内的遗传物质，引起各种遗传性疾病，使身体里不断形成毒性物质。虽然各种不同产品放射出来的电磁波量都不多，但是如果在整个生命过程中都持续不断地接触到这些电磁波，问题就不再简单了。遗传性疾病能够隔代遗传到我们的子孙后代身上，从这一点来看其严重性是不容忽视的。

我们常说世界上充满了各种各样可怕的东西，这种认知让我们逐渐产生一种极端的怀疑心态——我们生活的世界真的适合人类生存吗？只靠个人的努力能使我们远离这许多毒性物质吗？为了将这些疑问句变成安全的肯定句和明快的感叹句，我们该如何生活下去又该如何去做呢？本章将为您解答这些疑问。

最重要的是，大家共同努力找到解决办法并将其付诸实践。为下一代创造一个更加美好的未来，这是我们应尽的职责。而我们所做的努力应该从每一个小家庭开始。如果我们不购买、不食用含有害化学物质的产品，那么生产商也会改变自身生产方式。放弃那些不知不觉购买的速食食品，在家里自己给孩子制作食物，不仅可以让孩子更健康地成长，而且还能增加家人之间的情感交流。

细细想来，说不定就是现代人追求便捷的欲望和追求高经济收益、高效率的逻辑给所有有害的化学物质编织了一张免死符咒。从现在开始，我们不能再将孩子的健康和未来交到它们手中。

一代传一代，不断延续的化学物质毒性

父母因坏习惯而产生的影响会原封不动地传给孩子。但是，习惯影响可以改变，不要因为认为它是一种遗传就放弃改变。从现在开始预防吧！

父母会将长相、习惯和疾病，甚至毒性物质遗传给孩子。学术界将此称为"遗传毒性"（Genotoxicity）。"反应停"事件、水俣病等悲剧性事件用血淋淋的事实告诉我们，化学物质中的毒性会通过胎盘影响到孩子的身体健康。

"反应停"是为了缓解孕吐而开发出来的药剂，但孕妇在服用之后会生出四肢残缺的畸形儿，5000多名婴儿因此丧命，这就是著名的"反应停"事件。反应停，即沙利度胺，是一种没有巴比妥（Barbital）的镇静安眠剂，由德国发明，并从1956年开始销售到世界各国。这种药品的副作用最终于20世纪60年代初引起"反应停"事件，带来了可怕的恶果。

水俣病的成因是汞中毒，因1956年发生在日本熊本县水俣市而得名。这一疾病是在当地居民食用了含有汞元素的贝壳类和鱼类之后集体发生的。汞被传到胎儿身上，引起胎儿性水俣病。打破我们认为几乎能够抵御所有有害物质的胎盘膜的防御，给胎儿带来致命性影响的就是汞。

父母的饮食习惯影响孩子

孩子的成长障碍是会根据"表观遗传"（Epigenetics）产生的时期和部位而发生变化的。父母如果在激素的合成和性发育过程中出现异常，他们的子女出现发育迟缓、尿道下裂、隐睾症等泌尿生殖器官障碍的概率就比较高。

这里所说的"表观遗传"指的是，虽然基因并没有发生改变，但是基因表达的改变即父母的习惯却遗传到孩子身上的现象。这是怎么一回事呢？非遗传物质的父母一代的习惯影响至下一代身上，这在过去传统的遗传学上是绝对无法成立的观点。但是最近随着生命科学的发展，证实了父母的习惯虽然不是遗传物质，但是和基因结合之后能够传达至下一代并对基因的蛋白质表达过程等产生影响。基因的这种变化被称为表观遗传学变化。

因此，如果父母的大脑神经在发育过程中因毒性物质产生异常，孩子产生行为、情绪、学习障碍的可能性也会增大；如果父母在免疫系统发育过程中产生异常，孩子也会因免疫反应不均衡而患上特应性皮炎、哮喘和鼻炎等疾病。毒性物质的影响并不止于一代，而会延续到下一代身上。

但是令人意外的是，食品添加剂引起的基因突变传达到孩子身上的可能性并不大，相关研究结果也并不多。这是因为，与基因突变或癌症的产生相关的评估，通常在对食品添加剂安全性的评估过程中被忽略了。糖精等食品添加剂虽然会在动物身上引起癌症，但是是否也适用于人类这一点还未经进一步确认。

但是，根据表观遗传学，父母受到的来自食品添加剂的影响延续到子女身上的可能性仍然存在。当然这也只是纸上谈兵而已。不过，东京大学研究生院肾脏内分泌科的藤田俊郎教授所在的研究小组，在他们的最新研究中得出了非常有意义的相关成果。

该研究小组提出了一种理论，盐分的摄取所带来的交感神经刺激不断增加会引起高血压。父母饮食口味较重，其细胞核中就会产生和基因相结合的基础蛋白质——组织蛋白乙酰化的"组织蛋白变性"，导致基因和甲基相结合，产生基因表达改变。当这些变化被传递到孩子身上，孩子的钠排泄能力就会减弱，高血压产生的可能性会增大。食品添加剂的危害性会借着父母的不良饮食习惯影响孩子的基因表现，最终引起疾病。

随着相关研究的深入，食品添加剂的"遗传毒性"特征被不断揭露出来，这也即将成为全世界学者的一大重要研究课题，但是最重要的还是防患于未然。为了预防疾病的发生，我们要特别注意以下10种食品添加剂：人工着色剂、亚硝酸钠、漂白剂亚硫酸钠、味精、抗氧化防腐剂丁基羟基甲苯、咖啡因、甜味剂糖精、安赛蜜（Acesulfame，又称乙酰磺胺酸钾）、尼泊金复合酯、苯甲酸钠。

和食品添加剂不同的是，最近在环境激素的领域，持续不断地出现了各种与表观遗传学相关的论文研究报告。像双酚A、邻苯二甲酸酯等代表性的环境激素物质可以通过表观遗传将毒性影响传递到下一代的身上。也就是说，如果父母接触邻苯二甲酸酯，孩子也就有可能患上神经发育障碍；如果接触双酚A，不仅父母，连孩子也同样会在大脑功能、神经传递和免疫系统发育方面受到影响。最新发表的环境流行病学研究表明，父母接触的邻苯二甲酸酯越多，孩子的注意力缺陷多动障碍发病率越高。这个报告一出，父母都开始紧张起来。

以前，学术界普遍认为父母的生活和饮食习惯不会对遗传物质产生影响，因此也不会对孩子造成任何影响。但是最近随着表观遗传学的发展，揭示了父母的生活习惯和饮食习惯的影响与孩子的基因表达过程相关。特别是精子和卵子的形成和受精、胎儿的成长过程中，父母的"习惯"所带来的影响至关重要。

这里所说的"习惯的影响"其实可以因个人想法的不同而发生改变。我们都知道遗传是人力不可阻挡的，但习惯影响的传递在主观上是能够预防或改变的，我们不应该将它认为是一种遗传而放弃预防或拒绝改变。

孕妇传递给胎儿的毒性物质

当我们说到"遗传毒性"时，没有比毒性通过孕妇传递给胎儿的例子更能明确说明的了。防流产药剂己烯雌酚是目前确认的唯一一种可通过胎盘传递的致癌物质，所以应引起孕妇的格外注意。

例如，通过妈妈接触到己烯雌酚的女儿，患上宫颈透明细胞腺癌或乳腺癌的危险性比从未接触过的足足高出40倍。更令人震惊的是，己烯雌酚不仅是一种致癌物质，还会扰乱内分泌系统，这让此物质从一个新的角度重新受到各界瞩目。

"己烯雌酚女儿"有可能会患有生殖器官异常、外阴上皮内瘤变、宫颈变形、子宫异常等，即不良妊娠结果产生的危险性增加，最终甚至可能会发育成畸形儿。"己烯雌酚儿子"也是一样，可能会患有睾丸癌、隐睾症或尿道下裂。另外，变性（Trans-sexual）、双性（Inter-sexual）之类的性别认同障碍出现的可能性也会增大，因此孕妇最好远离己烯雌酚。

与孕妇相关的"毒性物质传递"理论中不可不提的就是"All or None法则"。卵子受精之后18天之内，如果孕妇接触到任何有害化学物质，受精卵要么自然流产，要么安然无恙地继续发育，这种在18天内出现两种完全极端结果的现象被称为"All or None法则"。用我们自己的话来说就是"非此即彼，非生即死"。如此冷静地决定一条生命的命运，难免会让人感到残忍。

特应性过敏症是无可奈何的遗传病吗

相关学术资料显示，特应性过敏症患者的70%都有家族病史。特别是，如果妈妈患有特应性过敏症，孩子患上此类疾病的概率比爸爸患有此类疾病的情况高出5倍左右。另外，如果父母都患有特应性过敏症，孩子患病的可能性高达75%；父母双方只要一方患有此类疾病，孩子患病的可能是50%左右。虽然如此，我们也没有必要让孕妇在怀孕期间为了预防过敏而特意限制饮食，因为胎儿还未产生食物过敏抗体，如果限制饮食，胎儿会和孕妇一起在体重上受到负面影响。

有批判者主张，摄取了牛奶或鸡蛋的产妇会通过母乳影响孩子特应性过敏症的发病率。最新研究显示，产妇在摄取牛奶和鸡蛋2～4小时之后通过母乳分泌的相关影响元素非常少。如果从家族病史上来看孩子患特应性过敏症的可能性大，最好在母乳喂养的过程中，母亲尽量避免食用会引起过敏的食物。事实上，即使存在家族遗传，但母乳仍能够预防特应性过敏症。因此，如果妈妈提供的是不含引起过敏成分的相对"干净"的母乳，那么在有家族遗传病史的新生儿出生后，最好坚持6个月以上母乳喂养。

在母体里就开始继承毒性物质

> 孕妇是辛苦的，烟酒不用说，还有手机、海鲜、化妆品、美容店……孕妇禁止接触的东西数不胜数。这到底是什么原因造成的呢？

　　胎儿和妈妈是一体的。妈妈肚子饿的话胎儿也会感到饿，妈妈疲劳的话胎儿也会感到疲劳，毒性物质也不例外。充斥于现代化社会中的毒性物质会通过脐带传递到胎儿的身体中。

　　2008年的某研究结果表明，一天使用两三次手机的孕妇生出来的孩子无法调节自己的情感，不擅长处理人际关系。如果孕妇在怀孕期间有过吸烟行为，不仅会导致自然流产的概率增大，还有可能会生出早产儿或低体重儿，甚至孩子的智力也会受到影响。更严重的是，在吸烟的妈妈肚子里成长的孩子长大成为一个吸烟者的概率较高。

　　天冬氨酸（Aspartic acid）和苯基丙氨酸（Phenylalanine）这两种氨基酸结合而成的阿斯巴甜是一种能产生甜味的物质，取代砂糖被使用于果汁、碳酸饮料、小零食、冰棍、酸奶、酒类、低脂牛奶等现代人常吃的、几乎所有加工食品当中。阿斯巴甜会在人体中分解成天冬氨酸、苯基丙氨酸和甲醇，这些物质虽然会被排出体外，但是患有蛋白质代谢障碍疾病——苯丙酮尿症（Phenylketonuria）的人无法正常分解苯基丙氨酸，所以不能摄取阿斯巴甜。特别是怀孕期间，如果孕妇经常摄取阿斯巴甜，孩子将来患苯丙酮尿症的可能性会增加，因此孕妇的日常饮食一定要特别费心。

对爱酒孕产妇的警告

俄罗斯诺夫哥罗德的一个三十多岁妇女，在喝完一瓶红酒之后给两周大的婴儿喂奶，结果导致婴儿死亡。尸检结果表明，酒精通过母乳传到婴儿的体内，使孩子血液中的酒精浓度达到0.04%。该名妇女以杀人罪被起诉。相似的事件也曾在英国发生，一名妇女在喝了一瓶酒之后给孩子喂奶，致使7个月大的女儿死亡。

如上述事例所证实的那样，酒精有可能成为夺走孩子生命的致命毒性物质。通过母乳使酒精进入孩子体内的问题的确十分严重，但除此之外在怀孕期间饮酒也会给胎儿带来严重的危害。有一种疾病被称为"胎儿酒精综合征"（Fetal Alcohol Syndrome，简称FAS），指的是孕妇的饮酒行为造成胎儿身体上的畸形和精神上的障碍，是一种先天性综合疾病。严重时，孕妇饮酒还可能引起胎儿大脑、肾脏、脊椎、脸部的畸形，或注意力缺陷多动障碍和认知障碍等。

至于准确到喝多少酒才会引起胎儿酒精综合征，这一问题还处于研究阶段，但毋庸置疑的是，即使偶尔饮酒也有可能引起胎儿死亡，或者长期饮用少量酒精也会引起胎儿酒精综合征或出现与此相似的症状。不过，如果是在不知已怀孕的情况下饮了酒，在得知怀孕后因此备受压力反而对胎儿不利，所以孕妇只要保持平常心态等待检查结果即可。通常不会产生太大问题，只要从此以后彻底禁酒就可以了。

作为下酒菜，我们经常吃的海鲜大部分都含有"天然毒素"，所以要特别留心。例如，河豚的肝脏和卵巢中含有大量河豚鱼毒素（Tetrodotoxin），如果不小心吃到这些部位会出现四肢麻痹和腹痛、呕吐症状，严重者甚至会引起呼吸紊乱最终致死。让人感到悲伤的是，胎儿能够对母体的痛苦感同身受。另外，我们还要注意可能引起孕妇眩晕、恶心、无力、腹痛、腹泻、呕吐等症状的蚌类食物中毒。八爪鱼、鱿鱼、虾、牡蛎等引起过敏的海鲜导致胎儿患特应性过敏症的可能性较大，所以最好不要食用。

化妆和美容，暂时忍一忍吧

孕妇尽可能不要使用洗面奶、洗发露或沐浴露等。因为我们在洗澡的时候，皮肤的表面温度上升，以致皮肤的毒素吸收率比平时高出10倍，如此一来洗浴用品中的合成表面活性剂之类的毒性物质也会被大量吸收进体内。

对付孕妇经常会出现的皮肤干痒症，最好用清水清洗，这样才能保护皮肤表层，防止皮肤干燥。孕妇在洗完澡之后水分未完全干掉的状态下精心涂抹乳液和精油，就能够起到较好的保湿效果。

接下来就是化妆品了。首先我们看一看下面的表格。化妆品中添加的化学物质中特别需要注意的是扰乱孕妇和胎儿的激素分泌的物质。这会给成长快速的胎儿造成基因表达上的异常，使胎儿的成长出现障碍。怀孕期间选择化妆品的时候一定要谨慎小心。

化妆品成分的代表性危害

化学防腐剂	对皮肤刺激较强烈，会引起过敏症状，被推定为引起特应性皮炎、加速皮肤老化、可能致癌的物质
表面活性剂	老年痴呆症和神经障碍的起因，会引起风疹、湿疹、头屑、皮炎、过敏反应，属致癌物质
防紫外线剂	引起皮肤癌和过敏，疑似环境激素
柔肤剂	可能引起致癌物质污染，妨碍皮肤呼吸
皮膜形成剂	妨碍皮肤呼吸
抗氧化剂	引起神经中毒和皮肤病，是一种致癌性环境激素
邻苯二甲酸酯	引起内分泌障碍的环境激素，使男性精子数量减少，影响精子的健康
青春痘杀菌剂	妨碍激素代谢
粉饼	滑石粉中无法被消除的石棉使其存在致癌危险
焦糖色素	引起过敏症状，含有致癌物质和重金属
香料、pH调节剂	引起肝脏、肾脏功能障碍，引发痤疮、黑斑、斑点、皮肤炎、咳嗽、呕吐、头痛、眩晕症

在美容美发院我们也要小心。关于染色膏和烫发剂在引起胎儿畸形方面的影响还没有太多科学分析资料，但是孕妇的确应该小心处理。持续了数年的动物实验中得出的一部分结果显示，在染色膏包含的大多数化学物质中发现了引起胎儿畸形的物质，长期持续使用染色膏会使女性患恶性淋巴瘤的概率大大增加。恶性淋巴瘤是在主管人体免疫系统的淋巴组织中产生的肿瘤，分为霍奇金淋巴瘤和非霍奇金淋巴瘤。霍奇金淋巴瘤只在淋巴结的部位发生，肿瘤蔓延的方向是可预测的，因此治疗起来相对较容易。但是非霍奇金淋巴瘤不仅在淋巴结出现，还可能出现在肝、肺、骨髓、胃、大脑、皮肤等全身各个器官，而且难以预测其蔓延方向，因此治疗起

来十分困难。恶性淋巴瘤的95%以上都是非霍奇金淋巴瘤，其准确起因虽然并未被正式提出，但是这种疾病常发生在免疫力低下的患者身上。韩国一年内因为癌症死亡的人当中有1.5%是恶性淋巴瘤患者，它在高死亡率的十大癌症中占据了一席之地。

此外，在对数十种染色膏和烫发剂进行成分分析之后发现，所有样品中都含有间苯二酚（Resorcin）和对苯二胺（p–Phenylenediamine）等有毒物质。这些有毒物质侵入皮肤，引起过敏或损伤肝脏和神经系统的概率非常大。因此，怀孕15周之内最好不要使用或接触染发、烫发药品。

怀孕期间亲密行为对胎儿不好吗

和"污染"有关的父母间的亲密行为也会对胎儿的健康产生影响。一般来说，经常消费使用一些含有大量毒性物质的产品，男性的精液也极有可能含有像环境激素之类的有害化学物质，而女性如果经常接触毒性物质会对子宫本身造成污染，而且这些对胎儿而言都十分危险。精液或子宫内膜如果已经被有害化学物质污染了，那么在父母的亲密行为中胎儿受到毒性物质污染的可能性自然也会倍增。

话虽如此，也没有必要在怀孕期间完全杜绝亲密行为。孕妇如果在和丈夫的亲密行为中感到幸福的话也能够让孩子产生一种安定感，对成长有益。只要避开怀孕初期和末期，且不过激的话，父母间的亲密行为也还是存在一定积极影响的。

2011年，在《加拿大医学会杂志》中连载过以下内容的文章："怀孕期间的亲密行为有利于减少阵痛时间，但是怀双胞胎或三胞胎的时候最好要有节制。"美国和加拿大研究人员还对结论称怀孕期间亲密行为十分危险的论文资料重新进行了分析。这其中有一篇对1.1万多名孕妇的情况进行分析的论文引起了较大关注。这1.1万多名孕妇中有一半亲密行为较频繁而另一半比较节制，但是两组孕妇并未表现出太大的差异。

因此，在发生亲密关系前，尽可能避免吸烟、饮酒、使用含有害物质的产品，改善可能存在危险的生活环境和工作环境，就能安然地度过怀孕期。

对孕妇而言最重要的就是"安定"，无论是怀孕期间的亲密行为相关问题或周围环境相关问题，如果让孕妇感到负担和压力，那就最好避免。因为一方面孕妇的压力会原封不动地传给胎儿，另一方面对孕妇来说这还有可能引起危险的疾病。

当孕妇感到压力大的时候会引起高血压、心脑血管疾病、糖尿病、癌症、胃溃疡、脱发、忧郁症等疾病。另外，根据表观遗传学理论，父母身上引起疾病的基因，其表达的特征遗传到孩子身上的可能性较大，可以说这些疾病可能使胎儿的染色体发生变化。

不仅如此，压力大的时候人体内会产生活性氧。这会导致染色体变异，使血液中产生杂质，妨碍血液循环，影响身体健康。因此是为了孩子也好，为了家庭的未来也好，让我们共同关心、小心照顾身边的所有孕妇吧！

生产的真实揭露——分娩诱导剂和无痛分娩注射

最近，在孕妇生产的时候使用分娩诱导剂或无痛分娩注射的现象已经司空见惯了。不过几年之间，这类药剂的使用就广泛蔓延开来，甚至产妇自己主动要求注射的情况也并不少见。分娩诱导剂或无痛分娩注射是为了自然分娩而使用的辅助药品，并不使用于剖宫产。

诱导分娩指的是注射一种能够促进子宫收缩的外部物质之后，人为地引起阵痛，使得可在自然阵痛开始之前完成分娩的手术。怀孕37周后，可以根据宫颈的状态随时进行这一手术。

最近，在进行诱导分娩的过程中注射的米索前列醇（Misoprostol）不仅受到大韩妇产科学会许可使用，还受到国际妇产科学会许可使用。米索前列醇属于世界卫生组织的"必需药品"之列，主张用它来代替过去使用的子宫收缩剂——催产素，所以现在在需要的时候通常会建议产妇使用米索前列醇。

无痛分娩注射是在不对胎儿造成影响的范围内进行注射，以减轻产妇的疼痛。通常会对孕妇进行硬脑膜外麻醉注射，过程中可能出现受麻醉剂影响使子宫收缩变弱、阵痛时间拉长的情况，这时通常会再对产妇追加使用一些催产素。麻醉注射的时间点通常很难决定，需要对胎儿的状态进行机敏的处理，所以一定要谨慎进行。另外，阵痛时间如果太长，会不可避免地要进行剖宫产，所以无痛分娩注射的使用最好有所节制。

化学物质量少就无妨吗

化学物质的使用量少就没有问题。但是，过分的欲望使人类不断盲目开发和滥用，以至于各种化学物质之间相互冲突，或与其他物质相结合，最终产生无法预测的破坏力。

"只要让我的孩子少接触那些化学物质，就可以避免这些坏因素对他的成长产生影响吗？"

相信很多父母看到上文提到食品添加剂对基因变异产生的影响之后，都会想问我这个问题。

答案是肯定的。化学物质被吸收进身体之后会随着身体的代谢和排泄被排出体外，因此除去一部分毒性强烈的化学物质（下文将会提到的婴幼儿需特别远离的20种化学物质），接触一些普通化学物质是不会产生太大问题的。但我们也不能完全放心，因为化学物质可能就在我们疏忽的时候，与其他物质相结合，从而对我们的身体健康造成更严重的危害。

不可小觑的香肠固色剂

首先我们来看一看食品添加剂中的代表选手——亚硝酸钠。上文也曾多次提到，亚硝酸钠常被用作固色剂添加在火腿肠和香肠等产品中，如果长期摄取这一物质会在体内形成高铁血红蛋白（Methemoglobin），降低血液中的血红蛋白浓度，使其无法运输氧气。高铁血红蛋白在总体血红蛋白中的比重超过35%会引起头痛气喘，超过80%可能致死。

亚硝酸钠还会与其他食物蛋白质中的胺相结合，生成强力致癌物质亚硝胺。亚硝胺可能导致糖尿病或老年痴呆，对孩子而言危害特别大，这点需引起关注。亚硝胺还会引起多巴胺分泌异常，导致注意力缺陷多动障碍的产生。

因此，世界卫生组织规定亚硝酸钠一天的摄取量，必须保持在0.07毫克/千克（体重）以下。换言之，体重30千克的孩子一天的亚硝酸钠摄取量不能超过2.1毫克。

根据食药厅发表的数据，韩国国内市场上销售的430种火腿肠和香肠中，含有的亚硝酸根离子的平均数值为10毫克/千克，即每1千克火腿肠或香肠就含有10毫克亚硝酸根离子，这一数值远未达到国内基准（70毫克/千克）。若以10毫克/千克为基准进行计算，想要做到体重为30千克的孩子一天的摄取许可量不超过2.1毫克，孩子每天可以吃210克的火腿肠或210克的香肠。孩子即使再喜欢吃火腿也很难在一天之内吃掉210克，但是鉴于一天蔬菜消费量占世界首位的韩国孩子，通过蔬菜摄取的亚硝酸钠占总体摄取量的85%，那么孩子再吃一些加工食品将会获取超出标准摄取量的亚硝酸钠。特别是孩子每千克体重能吸收的亚硝酸钠比成年人更多，所以妈妈在孩子的饮食方面要特别注意，包括火腿肠等加工食品和肉类，甚至蔬菜类食物在选择时都要考虑到亚硝酸钠的含量问题。

极度危险的二噁英

环境激素等一部分化学物质的毒性对健康的影响不仅与接触量相关，接触的时期更加关键。像二噁英这种极度危险的物质，即使是极少的量也会对身体造成巨大伤害，而且最令人担忧的还是对胎儿和婴儿的影响。激素起作用的最敏感的成长时期，如果出现激素分泌紊乱，会对人体造成致命性影响。

当我们接触到二噁英的时候，这种物质对人体无害的安全界限数量比亚硝酸钠要低得多。对年龄幼小的婴幼儿来说，即使是以纳克/升为单位的低浓度二噁英也可能会导致精子数量和雌性激素减少、促卵泡刺激素增加。为了对此进行详细说明，让我们回溯到五十几年前。

1967年7月10日，在位于意大利北部的塞维索市，某化学工厂中的三氯苯酚化学反应器因内压过高而冲破安全阀门，导致二噁英等大量有毒化学物质被释放到大气当中。这就是著名的"塞维索事故"。当时接触到二噁英的孩子平均年龄在6.2岁，他们均出现了精子数量及雌性激素减少、促卵泡激素增加的症状。正如这个事例告诉我们的，即使环境激素的量少到无法用肉眼看到，浓度低到以纳克/升为计量单位，但它对孩子一生的健康所造成的影响也是决定性的、无比可怕的。

因此，我们要特别小心不要让胎儿或婴儿接触到下面一节中所列出的化学物质。时刻将孩子的安全放在心上，铭记毒性物质正以数量和时期构成的二维结构威胁着我们的孩子。

婴幼儿应特别注意的20种化学物质

美国的"危害儿童健康的毒性和其接触评估"项目中，为了儿童的健康整理出了以下这个颇受瞩目的毒性物质目录，详尽地列出了各种物质的具体特征和影响。

·2，4-二氯苯氧乙酸（2，4-Dichlorophenoxyacetic）

2，4-二氯苯氧乙酸是全世界使用最广泛的除草剂成分，主要用于去除生长在小麦田、玉米田、牧草地、草地和道路旁等地的宽叶杂草。

家庭或农村喷洒2，4-二氯苯氧乙酸的过程中，我们可能会通过呼吸吸入这一物质。它还可能会随空气进入室内，再附着在粉尘上进入人体呼吸道。孩子在喷洒了2，4-二氯苯氧乙酸的草地上玩耍是十分危险的，报告显示这可能会引起慢性或急性血液、肝脏、心脏中毒。另外，大脑和中枢神经系统也可能会受到2，4-二氯苯氧乙酸的影响，妨碍孩子的神经和行为发育。

·砷（Arsenic）

砷被广泛用于医药、农业、畜牧业、林业等行业中，主要被用于制造半导体、特殊玻璃、铅强化剂和电池等产品。1987年，国际癌症研究中心将砷和砷化合物归类为"人体致癌物质"。2004年，将饮用水中包含的砷定为一级致癌物质。砷对人体的危害性根据离子或化合物状态的不同而存在差异，其中无机砷能够轻易通过胎盘，甚至能在母乳中被检测出来。

在杀虫剂工厂或高炉冶炼等地长期接触低容量砷，会导致运动感觉丧失、四肢麻痹、感觉钝化等神经中毒现象；鼻子和喉部黏膜产生疼痛，引起喉头炎、支气管炎、鼻炎等呼吸器官中毒反应；包括心律不齐、缺血性心脏病在内的四肢血管收缩以致坏死的波戈病（一种末梢动脉溃烂病）等血管中毒，或贫血、白细胞减少等症状；此外，还可能引起皮肤中毒，以及糖尿病等内分泌系统的中毒反应。

·阿特拉津（Atrazine）

阿特拉津是广泛用于除草剂的有机化合物，对人体和环境的危害较大，因此被欧盟禁止使用，但它是全世界范围内使用最广的除草剂之一。研究结果表明，饮用水中阿特拉津的浓度越高给新生儿成长发育带来的不利影响就越大。阿特拉津能起到与激素相似的作用，因此也属于妨碍正常激素作用的内分泌干扰化合物。

·苯（Benzene）

苯在日常生活中使用颇广，被用于塑料、洗涤剂、消毒剂、杀虫剂、农药、干洗剂等产品中，而且香蕉水、发蜡、油漆、橡胶、黏着剂等物品中都含有这一物质。鞋子、汽油添加剂、颜料等各种工业化学用品的制作过程中都需要用到苯。现在这一物质主要是在密闭的系统之下用于有机化合物的合成和塑料的制造。长期接触低浓度苯会对血液生成细胞，即造血干细胞产生影响，导致贫血或白血病。国际癌症研究中心将苯归类为一级致癌物质。

·苯并(a)芘[Benzo(a)pyrene，简称Bap]

苯并(a)芘主要是随着汽车尾气（特别是柴油发动机）被排放到空气当中的，此外还会通过木柴和沥青的燃烧、工厂烟囱和吸烟被释放出来。日常生活中烤肉或者熏制肉类的时候，高温炒制花生、咖啡豆、芝麻等的过程中，碳水化合物、蛋白质和脂肪等分解之后也会生成苯并(a)芘。由于环境污染，未经过加工的小麦粉和蔬菜等农产品、鱼贝类中也含有这一物质。2009年国际癌症研究中心将苯并(a)芘从"可能致癌物质"调整为"一级致癌物质"。

·双酚A（Bisphenol A）

双酚A长期以来被用于化妆品中，是一种抗菌剂和除霉剂，此外还在罐头的涂料和罐头内的液体中检测出含有此种物质。双酚A主要在化学和纤维产品的制造过程或使用过程中被排放出来。在对塑料奶瓶进行加热时或因长期使用瓶身布满划痕时，可能会使这一物质转移到奶粉当中。另外，在使用塑料杯或塑料刀叉等餐具的时候，如果温度过高，双酚A可能会被溶解至食品当中。

双酚A是为大家所熟知的内分泌干扰化合物。双酚A能起到和雌性激素相似的作用从而减少雄性激素，引起男性的勃起障碍或无精症，成为不育的起因。对女性而言，双酚A可能引起畸形儿诞生、乳腺癌、胎儿夭折、性早熟等问题。

·待乙妥（DEET）

待乙妥是一种几乎没有气味的无色或黄色液体，常被用作驱虫剂，但它并不直接杀死害虫而是将虫子赶走。由于它可能刺激到皮肤和眼睛，所以敏感的人在接触这一物质后可能会引起过敏性皮炎，甚至可能产生会留疤的水疱。特别是氨代谢存在问题的人会因接触待乙妥而增加敏感反应。如果这些人直接将待乙妥喷到皮肤上或吃进嘴里，可能会对中枢神经系统产生影响，引起突然发病、大脑病变、语言障碍、昏迷甚至死亡。

·敌敌畏（Dichlorvos，简称DDVP）

敌敌畏是一种用于农作物杀虫的杀虫剂。如果接触到高浓度的敌敌畏会使神经为了在大脑、血浆、红细胞中正常发挥其作用而抑制重要酶——乙酰胆碱酯酶（Acetylcholinesterase）的活性，严重的情况下还可能导致昏迷、呼吸困难甚至死亡。对敏感的人来说敌敌畏可能会引起恶心、焦虑、急躁、流眼泪、出汗等症状。在动物实验结果中，敌敌畏可使雄性动物的精子运动性减弱。一部分研究中还证实了幼儿在胎儿期或母乳期接触敌敌畏后会造成神经发育中毒。

·甲醛（Formaldehyde）

甲醛是一种无色但会散发刺激性气味的可燃性气体，通常被用于家庭内的生活用品中。甲醛能够轻易与其他化学物质产生反应，因此是合成树脂的常用原料，也被用在塑料、电子、玩具等产品当中。此外，家具的黏合剂、建筑的绝热材料、地板材料等建筑材料当中也含有甲醛。甲醛溶解在水里生成的福尔马林不仅被用于杀虫剂、杀菌剂、化妆品或家庭用品防腐剂，还会被用在食品的加工过程当中。

·锰（Manganese）

无机锰化合物主要被用于钢铁、电池、陶瓷、食品辅助剂中，并通过汽车或使用煤炭的工厂排放。有机锰化合物被用于杀虫剂、肥料等物品当中，在空气中以粉尘的状态存在，也可能溶解在地下水或饮用水当中。工作上的接触导致"锰中毒"的工人会出现肌肉变硬、颤抖、呼吸困难的症状，此外还可能出现其他神经和肌肉问题等与帕金森病相似的症状。有研究报告称，这些症状即使在停止接触锰之后仍然会持续至少10年的时间。对于孩子来说，头发和血液中锰浓度较高可能会产生神经肌肉相关疾病。

·单质汞（Elemental Mercury）

汞通常在石油产品的生产和运输、化石燃料的燃烧、固体废弃物的燃烧、汞矿开采和提炼等过程中排放出来。汞以无机汞、有机汞和单质汞（金属汞）三种形态而存在。单质汞是发出银色光彩的金属，在常温下是珠子模样的金属溶液形态，通常被用在体温计、白炽灯、补牙填充剂内，但是近来因汞会引起中毒而减少了使用。在水和土壤中，汞可能因细菌等微生物而变成甲基汞。高容量的单质汞会引发大脑和中枢神经系统、肾脏的永久性损伤，特别对胎儿和儿童的大脑发育会产生较大影响，甚至导致死亡。

·无机汞（Inorganic Mercury）

和氯、氧、硫之类的无机元素结合之后的汞被叫作无机汞。无机汞大部分都是粉末形态和结晶体形态，用途多种多样，如被用在电池、杀菌剂、药品、奶油、色素、标本防腐剂、农药等产品当中。

汞的接触途径也比较多，通过空气吸入、进食含有甲基汞的鱼类、使用含有汞的产品时的皮肤接触等。无机汞相对来说易于被排出体外，但是有机汞难以被排出体外，且中毒之后症状十分严重。有机汞和无机汞中毒之后共同表现在中枢神经系统障碍和包括手抖等在内的末端神经炎症。无机汞还会在肝脏和肾脏中累积下来，从而引起脏器功能障碍。此外，无机汞还可能引起人格的变化（异常兴奋、过敏反应、害羞和神经质）、手抖、小脑运动障碍、口腔炎症和皮肤发疹等。

·甲基汞及有机汞（Methylmercury，Ethylmercury）

和碳元素结合后的汞被称为有机汞，主要是药品和农药等各种化合物的原料。隶属有机汞的苯甲基汞曾被用在油漆中以防止发霉，但是1991年以后停止了使用，因为接触有机汞会导致大脑和中枢神经系统的永久性神经中毒，从而产生明显的感觉变化和小脑变化。另外，这种物质还能穿过胎盘对胎儿产生影响。

·硝酸盐及亚硝酸盐（Nitrates and Nitrites）

蔬菜和水果中都含有硝酸盐，生菜、菠菜、甜菜、芜菁、白菜、洋葱、西蓝花、萝卜、胡萝卜等中含量相对较大。作为一种食品添加剂，硝酸盐中含有硝酸钠和硝酸钙，被当作维持红色的固色剂添加在火腿肠、香肠、培根等产品中。长期接触硝酸盐和亚硝酸盐，可能引起频繁排尿和出血。喝了含有大量硝酸盐的奶粉之后，婴儿可能产生高铁血红蛋白症或黄萎病。亚硝酸盐可能会转变为致癌物质亚硝胺（Nitrosamine）。接触高浓度亚硝酸盐的成年人胃癌发病率较高。国际癌症研究中心将这种物质归类为"2A类致癌物（对人类很有可能有致癌性）"。

·二氯苯醚菊酯（Permethrin）

二氯苯醚菊酯能迅速消灭害虫且药效持久，因此主要被用于去除宠物身上的螨虫、跳蚤、蚂蚁、蚊子等害虫。另外，该物质还被用在农产品和家畜产品的生产与环境管理当中。二氯苯醚菊酯是一种有致癌可能性的内分泌干扰化合物。在动物实验中被证实，该物质可能引起良性肿瘤的产生。长期接触二氯苯醚菊酯可能引起皮肤和眼睛刺激，皮肤发疹、发炎，四肢酸麻，呼吸障碍等。另外，该物质还可能引起中枢神经系统和自律神经系统功能障碍，导致恶心、眩晕、头痛、发汗、恐慌等症状。动物实验结果显示，新生儿比成年人对二氯苯醚菊酯更为敏感，因此家里有孩子的最好不要使用含二氯苯醚菊酯的产品。

·邻苯二甲酸酯（Phthalates）

邻苯二甲酸酯从20世纪30年代开始使用，直到今日已被广泛用于医疗用具、橡胶管道、儿童玩具、建筑材料、汽车内装饰材料等产品中的塑料部分，另外还被用于各种化学产品和化妆品的溶剂、厨房和卫生间的洗涤剂、墨水涂料、服饰类、地毯等产品当中。因此，这种物质能够通过各种途径进入人体。邻苯二甲酸酯的种类繁多，其中，邻苯二甲酸二辛酯［Di（2-Ethlhexyl）Phthalate，简称DEHP］在动物实验中不仅被证实对肝脏、肾脏、心脏、肺、血液有害，而且会使雄性老鼠精巢缩小和精子数量减少，破坏精子内的遗传物质，引起怀孕综合征和流产等问题。最近，有研究称比较具代表性的环境性疾病特应性皮炎和哮喘也可能受其影响。根据《全球化学品统一分类和标签制度》（GHS），邻苯二甲酸二辛酯被列为具致癌性的物质（分类2）即"被怀疑为致癌物质"，而且也被归类为生殖器官毒性物质（分类1）即"可能损伤胎儿或人体生殖能力"。

·多氯联苯（Polychlorinated biphenyls，简称PCBs）

多氯联苯主要被用于蓄电池、变压器等产品的绝缘体材料中，以及润滑剂、涂料添加剂、复印用纸、防火材料、塑化剂、各种胶带、涂料、印刷硒鼓等产品当中。另外，工业生产废物、城市废弃物处理及其机器装置中也会产生多氯联苯，污染空气、水源和土壤。多氯联苯因其脂溶性而不溶于水，所以能够长期存在于土壤和地下水中，到达并累积在有机体内，通过食物链最终有90％以上可出现在人类的食品中。大量接触多氯联苯可能引起肝功能异常、甲状腺功能下降、甲状腺肥大、皮肤发疹、皮肤色素沉着、氯痤疮（特定氯化合物沾到皮肤上之后产生的痤疮似的皮肤发疹）、免疫力下降、记忆力和学习能力障碍、智能低下、反射性神经异常、月经不调、产下低体重儿等不良影响。国际癌症研究中心将之归类为"2A类致癌物（对人类很有可能有致癌性）"。

· 多溴联苯醚（Poly Brominated Diphenyl Ethers，简称 PBDEs）

电脑、电视、手机等电子产品类，汽车装饰，建筑材料，聚氨酯床垫，坐垫，地毯，有套子的家具，纺织品等，这些产品会散发出多溴联苯醚。幼儿还可能通过母乳接触到多溴联苯醚。动物实验结果显示，多溴联苯醚可能损伤大脑和神经系统，引起学习和记忆力障碍或其他异常行为的产生。在其他的动物实验中还发现，多溴联苯醚会对肝脏、免疫系统、生殖系统产生影响，引起第二性征发育迟缓等后果。另外，多溴联苯醚还能起到和激素相似的作用或妨碍激素，扰乱内分泌系统。

· 三氯乙烯（Trichloroethylene，简称TCE）

三氯乙烯主要用在擦拭金属的溶剂当中，但是也会被用在黏着剂、修正液、润滑剂、油漆增光剂、油漆去除剂、杀虫剂、去污剂、地毯洗涤剂、消毒剂、卸妆产品当中。国际癌症研究中心将其归类为

"2A类致癌物（对人类很有可能有致癌性）"。三氯乙烯主要在蒸气状态下扩散，通过呼吸器或皮肤被身体吸收，进入体内之后会随着血液分散到类脂质较多的中枢神经系统当中，引起头疼、眩晕、呕吐、发困等症状。

通过饮用水接触到三氯乙烯，引起自然流产的可能性较大，此外还可能引起胎儿中枢神经系统和心脏缺陷，产下唇腭裂（兔唇）和低体重儿。据报告，生活在空气中三氯乙烯浓度达到25％的地区的孩子出现自闭症的可能性较大。

· **氯乙烯**（Vinyl chloride，简称VC）

氯乙烯是制作塑料或黏着剂的原料，主要用于聚氯乙烯的制造和乙烯-乙酸乙烯酯共聚物的生产。氯乙烯在常温下主要是气体状态，可通过呼吸器官或食物进入人体。另外，聚氯乙烯生产工厂或焚烧场中产生的气体进入空气之后也会进入人体。

氯乙烯是一种致癌物质，在人体和动物实验当中被证实为遗传毒性物质，是基因化学变异的起因。除此之外这种物质还可能增加中枢神经系统、呼吸系统、淋巴和造血系统等肿瘤发病率。在氯乙烯慢性侵入人体皮肤的情况下，皮肤很容易出现红肿、失去弹力、雷诺病（刺痛、苍白、发青）等变化。氯乙烯的致癌性已受到《全球化学品统一分类和标签制度》（GHS）的认证，被归类为"可能致癌物质"，且被国际癌症研究中心列为"一级致癌物质"。

孩子的身体能够自行解毒吗

祖辈汗流浃背地在泥土里摸爬滚打的过程中不断形成的免疫力，却因为孩子被束缚在幼儿园和学校里而变得软弱无力。

侵入身体、污染血液、妨碍新陈代谢的各种废物和毒素，在我们因为肉眼不见而不慎的时候，急速伤害着我们自己以及孩子的大脑健康：让我们和孩子都变得虚弱无力的1纳米（十亿分之一米）大小的毒性物质，像双酚A那样扰乱孩子性发育的可怕的环境激素，还有味精和化学添加剂泛滥的食品，可称为现代社会的光与影的手机、电脑和电视等各种电器的电磁波……

我们以及我们孩子的身体到底能否战胜这所有的有害物质？

人类身体的衰老不可阻挡

人类为什么最多只能活到120岁呢？原因在于细胞的老化。关于细胞老化有各种不同的说法，但是其中最具说服力的就是"活性氧学说"。这一学说主张，我们所呼吸的氧气中，有一部分会变异成为有害氧气，进而攻击人体内的蛋白质、脂肪和细胞，从而促进人类老化。

氧气是维持生命所必需的元素。通常一个人一天的氧气消耗量为500升，但是在这500升氧气中有一部分会转变成活性氧，破坏人身体里的细胞或组织，导致老化，引发疾病。特别是人类的大脑，虽然只占人总重量的2%，但是它所消耗的氧气占整体消耗量的20%，因此相应产生的活性氧也比较多。这将会给大脑带来致命的损伤，引起各种大脑疾病，并带来缩短人类寿命的影响。

人体通过呼吸来获取氧气，通过氧气代谢食物，获取能量。但是，食物的摄取和排泄、呼吸、代谢过程并不会永久地持续下去。人体接触了可生成活性氧的各种毒性因素之后，会促进细胞的老化，渐渐地，我们的身体就无法正常运作了。

如果接触到毒性因素，皮肤首先会产生过敏反应，消化器官为了阻挡毒素侵入体内会表现出呕吐或腹泻等反应。另外，细菌、病毒、化学物质会引起炎症，最终发展成肺炎、肠炎、膀胱炎、肾脏炎、肝炎等疾病。与食欲调节、脂肪堆积、能量代谢相关的中枢神经系统，一旦出现损伤或与此相关的激素和酶方面发生异常，人就会发胖。而且，脂肪如果在血管内壁堆积就会引发动脉硬化，钠排泄方面出现异常则会引起高血压等并发症，大小便不通畅以致体内废物堆积还会出现肾结石。

所有这些症状和疾病就是上文所说的，有毒性化学物质引起的细胞死亡和细胞老化现象。换言之，如果身体的排毒功能无法正常运作，无关年龄，孩子也会"衰老"。

事实上，我们的身体具有自行杀死或过滤毒素的"防御体系"。这个体系通常分为免疫体系和废物排泄体系两个部分，前者起到阻挡细菌、病毒、杂质侵入的作用，后者起到吸收和分解营养成分、排出废物的作用。

将吸收进体内的毒性物质排出体外的体系也是身体的重要防御机制，眼泪、鼻涕、小便、汗等都隶属其中。这就是为什么建议近来主要生活在室内的孩子要想变得更加健康，就得走出家门和朋友们奔跑打闹的原因。而对女性来说，月经也是一种重要的防御机制，不来月经会导致子宫内膜中包含的女性激素增加，而产生癌症的危险性就会提高。

此外，水分对我们身体的血液循环十分有利，它促进身体的新陈代谢，是维持身体健康所必需的物质。但是，喝进身体里却无法正常排出的水会对身体造成较大的负担。在调节水分方面起重要作用的就是钠。钠的摄取量如果过高，我们的身体就会剩下过多的水分，随之血压也会升高，甚至引起心脏病和脑血管疾病。赫赫有名的"四大慢性疾病"——高血压、糖尿病、心脏病和脑血管疾病就与钠的过多摄取关联颇深。

排毒的重要性

为了预防老化，排出毒性物质所需要的基本条件是什么呢？

首先，适当的运动能够增强免疫力。体温达到一定值才能使免疫力得以维持，所以一些简单的、能够提高身体温度的运动，如伸展运动，可增强免疫力，同时还能减少我们在柔软性下降的冬天负伤的危险性。另外，运动有利于促进血液循环。血液循环通畅，阻挡病原菌侵入身体的白细胞数量就会增加。

其次，健康的饮食有利于身体排毒。B族维生素和维生素C是增强免疫力的代表性营养元素，孩子应当充分摄取。其中，维生素C在遏制老化和疾病的发生、身体内各种组织的形成和功能的维持方面起重要作用，主要可通过大白菜、彩椒、草莓、土豆等来摄取。B族维生素在强化免疫力方面效果显著。位于肾脏上面的内分泌器官——肾上腺能够起到阻挡外部侵入的毒素和病菌，调节身体的代谢反应。如果肾上腺的免疫功能下降，身体就无法适应来自外部环境的刺激，变得易疲劳、免疫力下降。B族维生素能够使肾上腺的功能正常发挥，为免疫力的增强出一份力。我们主要可以通过豆腐、豆类、蘑菇、菠菜、海苔、紫菜、芝麻、草莓、花生等来摄取B族维生素。

最后，睡眠是解毒的必要条件。在学校和辅导班里耗尽精力而疲惫不堪的儿童和青少年，睡眠时间十分不足。为了增强免疫力，至少需要维持平均每天8小时以上的睡眠。在睡眠方面最重要的是睡眠模式。晚上11点到凌晨3点是强化免疫力的激素——褪黑素分泌的时期，也是人们睡得最沉的时间，因此这段时间我们最好处于睡眠状态。睡觉的时候分泌的生长激素是孩子成长发育过程中不可缺少的，因此我们一定要为孩子创造一个利于早睡和熟睡的睡眠环境。

当然，所有这些条件的前提就是"健康的环境"。无论我们身体的排毒功能多么好，如果毒素总是反复不断侵入我们的身体，我们上面所做的也都将成为"竹篮打水——一场空"了。因此，含有有害化学物质的塑料水桶、化妆品、芳香剂、纤维柔顺剂、杀虫剂等最好不要在儿童活动的空间里使用。下一节我们将对如何解决孩子身体里堆积的毒素这一问题进行探讨。

为孩子排毒的方法

为了孩子健康的未来，数年来不断进行研究的
医科大学博士将为我们揭示生活中的排毒方法。

到目前为止，我们已经充分了解了孩子身体里堆积了一些什么样的
"毒素"，现在该了解一下如何去除这些毒素了。首先，我们来看一看由
肾脏、肝脏和肠道、皮肤、肺组成的身体"排毒系统"。

我们身体的排毒系统

1.肾脏

肾脏是将肝脏中分解出来的水溶性毒素通过小便排出体外的排毒器

官。但是肾脏会因无数的毒性化学物质的入侵而产生各种疾病，其中有的毒素甚至对肾脏产生破坏性伤害。本应该在肾脏的作用下通过小便排出的废物无法成功排出体外而累积在身体中，使得各种"尿毒症"患者不断增多。造血激素在肾脏中形成之后，促进骨髓中红细胞的生成从而防止贫血。造血激素分泌下降、维生素D功能下降都包含在尿毒症症状中。废物如果在各大脏器中堆积，中枢神经系统、末梢神经系统、自律神经系统、体液和电解质、心血管、消化系统、内分泌系统、免疫系统的功能都会发生障碍。

2.肝脏和肠道

肝脏是我们身体里的生化工厂，同时起到代谢、解毒、免疫、排泄等五百多种作用，是人体内最活跃的器官，但是正因为如此，它也是最容易被过度使用的器官。一日三餐不用说，咖啡、茶、水果、饼干、点心等人们摄取的所有食物都必须经过肝脏的代谢。肝脏的代表性功能就是营养成分的分解和合成。所有食物都需要通过肝脏的代谢过程被分解或合成为葡萄糖、蛋白质和脂肪等，并被运输到各个器官成为身体运作的能源。

肝脏通过酸化、还原和结合过程将进入体内的毒性物质转换成毒性较弱的水溶性形态，然后通过胆汁或肾脏来排毒。

由胃、小肠、大肠组成的胃肠系统负责食物的分解和吸收。但是，肠真正的功能体现在免疫反应，即外部侵入身体的病原菌或抗原、有害毒素都是在肠道中进行过滤的。

3.皮肤

皮肤被称为"第三个肾脏"，它起着在物理和化学方面保护身体不受伤害的作用，同时也起到通过汗液或脱落的角质层等将体内的废物直接排出的作用。皮肤不仅通过汗液来调节体温，而且和肾脏一起调节体液的量。它既是排出体内毒素的排毒器官，也是为身体提供氧气的供给器官。

4.肺

肺起到维持生命的呼吸作用。肺由形状像小口袋的肺泡组成，是氧气和体内有害气体进行交换的场所。通过气体交换过程，血液中的有害气体被清出体外，新吸收进来的氧气融入血液进入心脏，让整个身体正常运作起来。肺功能良好，肺活量会相应增大，免疫力也会增强，而且还不容易患感冒或扁桃体炎，特应性皮炎的症状也能得到缓解。换气之后的血液变干净，从而使皮肤更加健康且能预防老化，这也是肺的循环功能之一。

有利排毒的生活习惯

为了使排毒顺畅，我们需要在日常生活中做出一番努力。我们的身体无法自行解决寄生在现代社会中的毒性物质已经很久了，而对在免疫力等各方面都十分柔弱的孩子来说更是可怜。让我们详细了解以下排毒方法，并和孩子一同付诸实践。

1.洗澡

半身浴是一种将下半身浸在35℃～38℃的温水中20～30分钟的洗浴方法。半身浴可以使人体通过排汗将体内的毒素排出体外，同时还能促进血液循环。如果条件不允许或每天晚上难以挤出30分钟来泡半身浴，那么我们还可以选择足浴。将脚踝以下的部分在40℃～43℃的热水中浸泡10～20分钟的话，也能够缓解一整天的疲劳。

当我们做完剧烈运动后感到肌肉和关节痛的时候，像足浴一样，将全身在40℃～43℃的热水中浸泡15分钟左右，就能够缓解肌肉酸痛和关节痛，起到减轻痛症的治疗效果。另外，通过沐浴促进皮肤中的毒素或废物顺利排出，还有利于缓解压力、增强免疫力、预防疾病。

2.运动

根据消耗氧气的形式，运动可分为有氧运动和无氧运动。我们需要减少身体中不必要的脂肪，增加肌肉量，而两种运动并行能够获得最理想的效果。

先做一些以碳水化合物和蛋白质为能量来源的无氧运动之后，再做一些以脂肪为主要能量来源的有氧运动，这样才是有效运动模式。走路、骑自行车、游泳等有氧运动能够增大脂肪燃烧的效果，能够增强心肺功能，增加氧气摄取量，促进新陈代谢，有利于预防生活习惯病。除此之外，运动还有一些其他的效果，我将之整理如下。

运动的效果

·减少血液中不好的胆固醇——低密度脂蛋白，增加好的胆固醇——高密度脂蛋白，预防动脉硬化、降低血压、预防脑卒中。

·清除血管中的废物，预防心脏病。

·增强心脏肌肉和心血管的弹性，使血液循环通畅，从而防止血栓生成，并将营养成分运输到身体的各个角落，促进废物和毒素的快速排解。此外，还能够去除脑血管中的废物，预防老年痴呆。

·使体温升高，将难以清除的重金属毒素随汗液一同排出体外。

·锻炼平时不常使用的肌肉使我们精力充足，防止腰痛、膝盖痛等痛症，强壮骨骼，预防骨质疏松。

> · 减少胰岛素抵抗，预防糖尿病。通过燃烧脂肪防止高脂血症和肥胖。
>
> · 坚持每周5次，每次有氧运动和无氧运动各1小时。这样不仅有利于孩子的成长，而且能够缓解压力、促进激素分泌、增强孩子的注意力和记忆力。

3.大便

大便由食物残渣和肠道脱落的黏膜细胞，以及细菌和病毒组成。在不到1克的大便中含有1000亿～1兆个细菌，比组成我们身体的所有细胞数量高出10倍左右。

如果便秘或排便不规律，大便中的细菌就会散发出大量毒素。特别是，如果患有慢性便秘，大肠中的黏膜细胞和食物腐败物会一层层堆积形成宿便。宿便附在大肠黏膜上不断散发毒素，妨碍大肠的蠕动。想要让孩子不受便秘之苦，就要坚持让孩子早上吃苹果等有利于排便的食物。

4.笑闹

压力本来是用在物理学中的词语，意指"垂直作用于物体表面上的力"。渐渐地，这个词被广泛用于医学领域，用来指代"给个体带来负担的肉体和精神刺激"以及"在这种刺激下生物体表现出来的反应"。

压力可分为不快压力和愉快压力，对繁重的工作等"消极生活事件"所表现出的反应就是不快压力，而对准备休假等令人兴奋的"积极生活事件"所做出的反应就是愉快压力。压力过重是各种疾病的起因，例如心脏和心血管疾病（高血压、心绞痛、心肌梗死、心律不齐），消化系统疾病（慢性胃炎、胃和十二指肠溃疡、过敏性结肠综合征、大肠炎），呼吸系统疾病（哮喘、过度换气症候群），内分泌系统疾病（糖尿病、高脂血症、甲状腺功能障碍），神经和肌肉疾病（偏头痛、关节炎、腰痛、神经痛、紧张性头痛），皮肤疾病（口腔炎、皮炎、湿疹），精神系统疾病（忧郁症、惊恐症、恐惧症、郁躁症、酒精和药物中毒、厌食症或暴食症），睡眠障碍，其他各种炎症、癌症、肥胖等。难怪都说"压力是万病之源"，压力引起的疾病种类的确超出你我想象。

战胜这种"不快压力"的最有效方法就是积极的思想和笑容。虽然人们有一些烦恼的确不可避免，但是我们杞人忧天的时候也不少。因此，我们要学会不过分消极悲观地看待事物或做一些无谓的想象将问题扩大化。如果因为没有什么值得开心的事情就长期忧郁，那只会让压力不断增加。即使面对无甚趣味的事情也能翘起嘴角微笑或放声大笑的话，我们身体内自然而然会充满愉悦。

近来，越来越多的医院在癌症或慢性疾病的治疗中新引进了"微笑疗法"。笑闹能够让脑下垂体自然生成天然镇痛剂——内啡肽，从而降低血压促进血液循环，让身体恢复活力。笑容能够缓解压力、愤怒和紧张，增强免疫力，提高对感冒甚至癌症或生活习惯病的抵抗力。因学习而一身疲惫的孩子，如果能多一些大笑打闹的时间，也能减少体内的毒素。

5.减压才能排气

肠道运动通过自律神经系统进行调节，压力大，肠道的运动就会产生异常。忧虑或焦虑不安的时候，副交感神经系统会停止运作，胃肠运动将变得迟缓，以至于肠道内气体中能够轻易繁殖气性坏疽菌。

压力绝不能积攒。身体疲劳、心情烦躁的时候我们有必要通过冥想、伸展运动、走路和兴趣爱好等活动恢复活力。压力对孩子的害处也十分大，因此父母无论何时都要设身处地地为孩子着想、关心爱护他们，这样孩子才能获得治愈。

194

有利排毒的食物

"无法通过食物治疗的疾病无药可治。"医学之父希波克拉底说。食品、室内空气、饮用水、生活用品等，其内在污染源的存在使现代人无法逃离有害环境，因此我们的生活方式必须尽可能将这些毒素最小化。其中，起最重要影响的就是饮食习惯。

为了排毒解毒，我们的饮食习惯中第一个要注意的就是少食；第二个是充足的水分供给；第三个是解毒食物的食用。事实上，有利于解毒的食物并不特别难求或昂贵。例如，糙米等非精制的谷物、大豆、水果、坚果等物美价廉、效果佳的解毒食品在我们的生活当中随处可见。大量摄取有利于排毒解毒的维生素、矿物质、必需脂肪酸和膳食纤维等也十分重要。

1.海带

海带之类的海藻类食物中含有黏液物质R酸（R–acid）和二十碳五烯酸、甘露醇成分，对身体内的重金属能起到排毒作用。海带中的β–胡萝卜素（Beta carotene）和岩藻多糖（Fucoidin）成分具有抗癌效果。生吃海带、紫菜等不仅可以预防大肠疾病和大肠癌，还能通过妨碍胆固醇的吸收来保护毛细血管，增加血管的弹力，防止动脉硬化。

海带和紫菜几乎没有热量，所以有利于节食减肥和皮肤美容，但是碘摄取量偏高的人或患甲状腺功能亢进的人不能经常吃海带。

2.粗糙的谷物

含有米糠的糙米有利于预防癌症。另外，糙米纤维素多，因此也有利于排解重金属毒素和缓解便秘。世界癌症研究基金会的报告显示，经过多次反复碾压的小麦中大量营养成分已经流失，只剩下碳水化合物，有可能造成营养的不均衡。因此，我们在给孩子买面包的时候，比起小麦面粉做的精制面包，不如买一些用粗粮谷物制作的面包。

3. "超级食物"（Super Food）

食品营养学的世界权威斯蒂文·G. 普拉特博士在著作《超级食物》中，将在美国心脏协会、美国癌症研究协会、美国国家癌症研究所等机构发表的研究结果，以及世界长寿国家的日常菜单中重复的食品作为基础，选定了14种"超级食物"。

根据普拉特博士的定义，超级食物指的是好吃的、能够随时轻易获得的、在过去数个世纪中营养价值得到认证的食物。普拉特博士将满足这些条件的食物——黄豆、淀粉豆类、燕麦、南瓜、菠菜、西蓝花、蓝莓、柑橘、西红柿、鲑鱼、火鸡、坚果、茶、酸奶列在超级食物名单当中。我们把它们记在心里后，当在超市里犹豫该买什么的时候，就能把健康放进购物篮了。

超级食物中含有丰富的维生素、矿物质、多酚、类胡萝卜素、植物性雌激素等微量元素，具有防止活性氧生成的抗氧化作用，解毒效果也十分出众。换言之，这些超级食物能够预防疾病，维持身体健康。

4.苹果帮助排出废物

被称为"水果女王"的苹果含有85%的水分，以及糖类、膳食纤维、维生素等成分。苹果中的维生素C对皮肤有益，且果胶具有排解放射性能源的效果，因此有助于预防放射能对体内造成的辐射损伤。苹果去除引起氧化的毒性物质从而防止老化的功效也十分出众。另外，苹果还能促进肠道运动，因此有利于体内废物的排泄。

5.清除体内毒素的绿茶

绿茶中的儿茶素（Catechin）具有抗菌作用，能够彻底抑制大肠杆菌、肉毒杆菌（Botulinus）等食物中毒菌的生存。儿茶素具有抗病毒、抗炎症效果，能够吸附重金属使之沉淀下来，最终防止重金属的吸收。绿茶中，β-胡萝卜素、维生素等抗氧化营养成分含量也十分丰富。

6.辟谷让细胞回生

辟谷，简单来说，就是在一定时间内不吃任何东西。平时因为油腻的饮食或过食给肠胃造成太大负担，辟谷能够为消化器官提供一个休息的好机会。另外，辟谷还能帮助身体恢复平衡被打破的自律神经系统。但是，身体较弱的人不适合进行辟谷，特别是处于成长期的儿童必须摄取适当的营养成分，因此最好不要辟谷。

某位将辟谷当成一种治疗方法的医生在报告中表示，只通过辟谷就能将进入体内的毒性物质排出体外。半天或一天的断食行为即使没有专家的指导也可以自主进行，但是长时间的辟谷可能会危害到身体健康，因此一定要和专家进行商议后再进行。

7.吃乳酸菌含量多的食物

乳酸菌指的是肠内分解乳糖或葡萄糖制造"有机酸"的细菌。代表性乳酸菌有双歧杆菌（Bifidobacterium）、保加利亚乳杆菌（Bulgaricus）和乳酸杆菌等。乳酸菌的作用在于和身体内创造有害物质的气性坏疽菌或大肠杆菌等有害菌进行"战斗"。含乳酸菌的代表性食物有酸奶、奶酪、乳酸菌饮料、黄油、大酱、酱油等。

创造良好的环境

在偏好肉食的家庭中长大的孩子，将来喜爱肉食的概率也较高。在抽烟喝酒的父母身边长大的孩子，将来也会因亲近烟酒而让父母失望。

人类创造环境，环境影响人类。如果父母喜爱看书，那么他们的孩子长大之后也爱看书的概率较高；如果父母喜欢音乐，那么孩子长大后从事音乐相关职业的可能性会比较大；如果父母对舞蹈或者是画画感兴趣，孩子以后多半也会往这两个方向发展……

古今中外，孩子因受父母的影响，长大后与父母从事的事业相同的例子数不胜数。"子承父业"这一点已在无数名人故事和科学研究中得到证实。整个生活环境的重要性无须赘言。因此，在教导孩子之前，父母首先以身作则地创造一个良好的环境十分重要。

挑剔饭菜也会变成一种习惯

习惯是从小时候开始无意识养成的。孩子在认识到习惯的对错之前，就已经将家庭中的生活习惯当成是理所当然的了。小时候养成的饮食习惯，长大之后很难改正。对味道长期以来的固定观念使我们忍不住不断去寻找自认为"好吃"的味道，因为我们的大脑总是在要求我们去摄取甜味、咸味等过去尝过的中意性较强的味道。而且，从小养成的饮食习惯造成了我们现在的健康状态或体形，想要改变绝非易事。

所以，我们会抱怨饭菜。孩子大喊"好吃"的菜大部分都是像火腿肠那样充满刺激性味道的加工食品。但是，如果不对此加以控制，孩子的口味就会慢慢固定下来，长大之后便难以更改。这看起来不是什么大事，但其实是十分严重的问题。一心认为这只是小时候的口味问题而不加以重视的话，一个小小的加工食品就会影响一个人一生的饮食口味。

挑剔饭菜的习惯要这样改

1.消除对新东西的恐惧和排斥感

孩子对新事物的好奇心较大，但是也会对陌生事物产生较大的恐惧和排斥心理。最好的办法就是让孩子从断奶期开始就尝试各种不同味道、气味和质感的断奶食品，然后不断改变料理方式，让孩子养成多样的口味，避免挑食。

2.弄清孩子挑剔食物的原因

挑食可能是因为孩子长蛀牙或者身体不舒服。当孩子产生了与食物相关的不快记忆时，他们可能也会拒绝相关食物。没有任何理由的拒绝行为，也有可能是孩子为了引起父母关注而做出的挑食行为，所以我们一定要细心地深入了解孩子挑食的原因。

3.帮助孩子吃得开心

孩子要是不开心，是绝对不会吃饭的，所以和吃多少比起来如何吃更加重要。如果我们过分注重孩子吃饭的量而忽视吃饭方式，孩子就会渐渐讨厌和害怕进食。孩子在感到开心幸福的时候，即使是他们讨厌的事情也会去做，所以绝对不要因挑食而责骂孩子。为了不挨骂而大口大口地吃饭的孩子是绝不会感到幸福愉快的。

4.父母首先要改掉挑食的毛病

孩子模仿父母的饮食习惯。父母中有一个人对饮食挑剔或对某一种菜格外偏爱的话，孩子也会随父母挑剔或偏食起来。

5.绝对不要勉强

对于孩子讨厌的食物，我们最好是逐次逐量慢慢增加让孩子适应，或者一次只给孩子吃一种新食物，待看过孩子的反应之后再和孩子喜爱的食物一起给孩子吃。寻找一些方法，而不要让孩子勉强吃下他们讨厌的食物。

6.给孩子做示范

在喂孩子吃一种新的食物之前，让孩子看一看爸爸或妈妈开心品尝的模样能够减少孩子的排斥心理。

7.试着换一种料理方法

当孩子讨厌某种特定食物的时候，我们需要仔细观察他是因为讨厌食物本身的味道，还是做成菜之后的气味、口感或形态，然后依此改变食物的料理方式，可能会得到意想不到的效果。将食物做成孩子喜爱的形象、花朵和树叶模样就是个不错的选择。

减少加工食品的方法

当然上述所有方案都是在减少加工食品的前提下进行的，如果无法完全杜绝加工食品，我们不妨参考以下方法选择加工食品。

1.选择营养成分熟悉、简单的食品

尽量选择包装上成分表中陌生难懂的名词最少的产品。

2.尽可能选择加工程序较少的产品

例如，选择要煮的拉面而非即食杯面，选择炸酱粉而非三分钟即食炸酱。加工程序较少的食品中所含有的添加物也相对较少，而且在料理的过程中也可以去除大部分的添加物。

3.对特别便宜的"特价商品"保持戒心

价格特别便宜通常意味着流通结构被调整或使用了特别便宜的原材料，而且通常是后者的可能性较大。被低廉的价格所惑而不去仔细追究产品的质量，给孩子吃这样的食物会让我们后悔莫及的。

4.做菜的时候尽量少用调料

想一想我们在家里做菜的时候是不是会添加许多没有必要的调料？标榜只用"水和大米"煮成的即食米饭中到底加入了些什么，我想我们有必要带着怀疑的心态好好研究一番。

5.在料理过程中最大限度地减少添加物

例如，在做泡面的时候，最好将第一道水倒掉之后再倒入新煮的水食用。用发泡聚苯乙烯制作而成的泡面容器尽量避免使用。香肠、火腿肠或培根等食物最好在沸水中煮10秒钟左右再用来做菜。

找找少放调味料的饭店

一家人外出吃饭的时候，尽量去一些调味料放得较少的餐馆。要想做到这一点，父母需要付出较大的努力。需要特别注意的是最近呈泛滥之势的"美食店网络点评"。在去品尝大家推荐的美食之前，最好先搞清楚这些食物到底是用什么做成的。其中的确有一些真正使用传统材料和不添加食品添加剂的美食店，但是也不乏一些既不好吃又没有原则的假美食店混淆其中。因此，我们有必要提前收集一些不滥用调味料的美食店信息，例如，生鱼片店、韩食店、烤肉店、日食店、西餐厅等。

尽可能不要在地铁站、百货商场或购物中心这种地方解决吃饭问题，因为这些地方的餐馆比起消费者的喜好或健康，更注重的是销售额。另外，对卖泡面等即食食品的餐馆也最好退避三舍。

对于吃起来香香脆脆的食物，我们需要特别确认一下是否添加了味精。还有一个办法，就是认识一些明白并且认同化学调味料会使味觉中毒且不利于身体健康这一观点的餐馆老板或厨师，常去他们所在的店里吃饭。

电磁波闪一边

虽然现在我们生活的环境中电磁波已经不可避免了，但是正因为如此我们才更需要有意识地为避开电磁波而努力。手机电磁波尤为致命。某项实验表明，10年间每天使用30分钟手机以上的人在大脑中产生脑癌之一——神经胶质瘤的危险会增加。电磁波引起胎儿和孩子患注意力缺陷多动障碍等神经和行为发育障碍的可能性较高。因此，家人之间对看电视、玩电脑和使用手机的行为相互进行善意的干涉是十分有必要的。例如，约定看电视一天不能超过两小时，小学生用手机打电话的时间不能超过30分钟等。

带电磁波的电器的使用方法也十分重要。看电视最好离电视1.5米左右，玩电脑的时候电脑显示器最好和眼睛保持40厘米～70厘米的距离。用手机打电话的时候，与其放在耳边，不如使用耳机或蓝牙对讲机进行通话。

选择餐具不要太随便

尽可能不使用塑料餐具。上文已经说过塑料餐具不可能是"零环境激素"的。塑料中扰乱孩子体内成长激素的环境激素，只要父母稍微小心一些是可以避免的。

涂料脱落已久的平底煎锅中可能会产生环境激素——全氟辛酸（PFOA），因此十分危险。因为不舍得扔掉而继续使用这种锅，只会危害孩子的身体健康。进口瓷器曾经被检测出含有铅和镉，而韩国瓷器中也曾被曝含有砷、汞、锌、铜、锑等污染物质，因此我们在选择餐具时要特别注意产品上是否贴有安全标记。黄铜制品表面的黄色涂层脱落后，会让家人直接接触到铝元素，对此我们切不要粗心大意。

预防孩子食物中毒的方法

韩国每年都会发生近8000起孩子在家食物中毒的事故。大部分事故都是由孩子误食或碰触到医药用品或化学物质造成的。现实中，我们不可能完全不购买医药用品、清洁用品、化妆品等生活用品，所以至少我们要注意确认这些产品是否有儿童安全盖。当然，现在这方面的法规比较欠缺，即使使用了儿童保护包装，大部分情况下孩子还是能够打开盖子。另外，为了防止事故的发生，建议大家将物品和药品使用说明书和化学品安全技术说明书（MSDS）一同保管。

让生活回归大自然的理由

　　管理家务的主妇挽救家人，治疗疾病的医生挽救病人，而自然本身就有实现共生的治愈力量。

　　"在城市里，有近20年的时间都住在一个地下室里，我因此百病缠身，消化不良、头痛、身体疲劳。但是，来到这里以后，这些症状都消失了，感觉像重生了一样。"

　　韩国音乐巨匠申重铉在京畿道龙仁市定居之后，在一次采访中说道，告别了城市里"20年的地下室生活"回到大自然怀抱中去，他的身体"好了很多"。他并没有特意去医院治疗、改变饮食习惯或吃药调理，只是从嘈杂的城市搬到了郊外而已。

　　建筑大师勒·柯布西耶因设计了法国朗香教堂（Ronchamp）而闻名海内外。他的老师曾说："只有自然能给人类带来灵感。"虽然不知道是否真的如此，但是毋庸置疑的是"只有自然是真实的"，就连制药公司也认为没有比自然更好的头痛药。

自然是最适合人类生存的地方，但是我们生活的地球已经生病很久了。2008年，经济合作与发展组织（OECD）发表的《2030环境展望报告书》中发出警告，称人类在数十年后会因气候变化、水资源匮乏和大气污染等展开激烈的生存竞争。报告书预计，2050年地球平均温度将比19世纪70年代第二次工业革命初期高出1.7℃~2.4℃，届时地球上将不断发生炎热、干旱、暴风等自然灾害。

大气污染会更加严重。报告书指出，整个世界范围内因地表臭氧造成的早期死亡率会比现在增加4倍，与微尘相关的早期死亡率比现在高两倍以上。因水资源不足而受难的人口预计到2030年就能达到39亿，几乎占地球总人口的一半。

不幸的是，人类没有办法完全阻止已经开始的气候变化和自然灾害。煤烟已经成为日常生活中的"香气"，从道路上的汽车到手中的手机，各种机器的声音已经成为日常生活中的"音乐"。在想离离不了的大大小小机器当中，我们的生活方式已经无法改变了。这一切正是以自然破坏为代价的文明的发展。

韩国的二氧化碳排放量位于世界第十。在全球变暖带来的世界性危机中可以说占主导地位。脱离了陈旧的社会经济体系和卫生医疗体系，韩国也正在走向环保发达国家的行列。这条路上有家庭和家人，还有成长中的下一代。那么，走在通向环保发达国家的道路上，成年人该为孩子做些什么呢？大部分答案都藏在自然当中。

人类在自然面前是渺小的存在

至今为止所进行的工业革命使人类远离大自然，创造出人类自身难以承担的恶劣环境。工业革命的产物，例如，城市粉尘、毒性物质、放射性物质、全球变暖诱导物质等，会引起癌症、糖尿病、呼吸器官疾病、心血管疾病等慢性疾病，成为一场人类的灾难。当代人所患的慢性疾病还有可能会遗传给下一代，环境的破坏也有可能引起禽流感等疾病，成为现代版黑死病。

我们生活在不知道这场不定时灾难何时会发生的恐惧与不安之中。就像人类曾在福岛大地震中经历的那样，在自然的愤怒面前人类是如此渺小的存在。

城市化、工业化使现代社会中的人类受生活习惯病和慢性疾病所累。我身边的糖尿病、高血压、癌症、心脏病患者十分普遍。根据糖尿病学会进行的公开统计，韩国的糖尿病患者在2010年已达到320万名，2050年预计能够达到约590万名，比2010年增加183%，届时我们将处于一场糖尿病灾难之中。高血压患者在2010年就已超过550万名，且该数值正以每年5%的增长率不断增加。但是，人们仍然不运动，就像感受不到自己的安全受到威胁一般，毫无防备地生活在毒性物质弥漫的世界里。

城市的解决方案就是"人工大自然"

颇为讽刺的是，医疗机构并没有做好预防和管理生活习惯病的准备，这也是这种慢性疾病只增不减的现状来源。当然，生活习惯病不是不可避免的，我们还拥有大自然，或者说还有我们亲手制造的"人工大自然"。城市人口远远超过农村人口，大自然虽好但不可能所有人都归农。在这种情况下，我们能够选择的较为现实的方案就只能是"人工大自然"了，人们还将它称为"绿化"。

当工业园区邻近住宅区或交通量较大的大型公路就建在学校或幼儿园附近的时候，绿化带无疑能够起到阻挡污染物质的作用。韩国国内通常利用城市中的边角地区或建筑物顶部建造绿化带，而日本的绿化事例则要巧妙得多，值得我们借鉴。

2007年，位于福冈县北部的人口约100万的北九州市市长发出"打造世界环境之都"的豪言壮语，之后该市就一直朝着"亚洲环境边境城市"的目标努力至今。北九州市建立了亚洲低碳中心，旨在促进城市间的环境外交。其实远在1990年北九州市就被联合国环境规划署（UNEP）授予"全球500奖"，1992年又获联合国环境与发展大会（UNCED）"联合国地方自治团体奖"授奖。

北九州市的"环境之都计划"中有三个核心——"共生共造""环境经济"和"可持续发展"，旨在减轻城市的环境负荷，改变城市结构，充分利用丰富的自然环境，打造一个魅力四射的城市。

实际上，位于九州岛最北端的北九州地区原是日本四大工业地区之一，20世纪60年代甚至被评为环境最差城市。煤烟和粉尘像雾一样笼罩着整个城市，1963年世界环境保护组织称北九州市的空气是世界上最差的。进入20世纪70年代以后，情况并没有好转，当地的紫江散发出来的恶臭甚至到了人们经过时必须用手帕掩住鼻子的程度，紫江也因此被称为"死亡之江"。

但是，北九州市从20世纪70年代起开始对环境的严重性加以关注。就在为了改善环境制订预算计划时，就连一些敏感的企业也站出来支持环境改善计划，力图将这座"灰色之城"变成世界化的"绿色城市"。在政府、企业和市民的共同努力下，从20世纪80年代开始，江河和大海中重新出现了鱼儿的身影，明亮干净的天空、似要掉落的漫天繁星全都重现在当地居民的眼前。

绿色就是健康

2012年10月，西班牙环境流行病学研究中心的帕延教授在国际学术杂志《环境卫生展望》（*Environ Health Perspect*）中强调了孕妇居住地区绿化的重要性。

如果将居住地半径500米以内的区域分为四部分的话，每将一部分变为绿化区，胎儿的体重就会增加44.2克，头围就会增加1.7毫米。

绿化面积和胎儿的体重、头围的增加之间存在一定的关联性，这一关联性在对教育程度较低和经济生活条件较差的孕妇进行分析的时候显得尤为明显。

如果居住地附近绿化较好，即使教育和经济水平较低的人群所生出来的新生儿发育也会变好，体重和头围都会增加，所以绿化可以取得公众保健学方面的成效。因此，如果可以加强绿化管理，这不仅是对低收入人群的关爱，还有利于构建和谐社会。

现代人大部分都是城市人。并不是每个人都能成为申重铉，我们无法放下一切回到大自然。因此，即使现状不尽如人意，我们也应该尽量让自己生活的环境回归自然形态。这正是绿化的目标所在，也是想要亲近自然生活的一种"回归本能"。

自然给我们身体健康带来的好处并不仅仅局限在医学方面。自然的价值超越一切。从物质方面来看，即使物质发展会相对迟缓，但是我们仍然应该为了保护环境和生命健康而投入更多的精力和时间。现在，我们需要追求的是共存，趁早谋求一条和自然相生共存的道路，因为自然本身就是治愈之法和生命之源。

1℃体温的秘密

无法自愈的疾病可以吃药，吃药治不好的病可
以做手术，做手术没用的病就用体温来治愈吧！

　　我们通常将体温看成生存的首要条件之一。在澳大利亚"袋鼠疗法"
事件当中，一对本以为已经死亡的双胞胎在妈妈的怀抱中起死回生，这个
奇迹充分证实了体温的重要性。"袋鼠疗法"指的是妈妈不穿衣服将同样
赤裸着的婴儿不留空隙地紧紧抱在肚脐和胸口之间的行为。"袋鼠疗法"
不仅能让早产儿起死回生，还能抚慰生下早产儿的产妇心中的自责感。堪
称"妈妈奇迹"的这一疗法不折不扣地证实了体温的重要性。换言之，这
和恒温箱中孩子的体温只要上升0.2℃～0.5℃，身体状况就会出现明显差异
的道理是一样的。

　　这么看来，自然医学养生博士石原结实提出的"体温免疫疗法"也有

210

一定的说服力，因为体温上升会使肾脏和肺部废物的排出更加顺利，也有利于预防疾病和去除疲劳。东京女子医大的川岛明教授认为身体温度上升1℃免疫力增强6倍，下降1℃免疫力也会减弱30%。庆熙大学韩医学院金达莱教授也强调称，不仅是为了避寒，为了不生病我们也要让身体保持温暖。总而言之，体温是人类的生存条件，意味着生存本身。

体温的变化是身体发出的警告

体温上升虽然的确会给免疫反应带来有利影响，但是它通过何种方式激活免疫细胞，关于这一点还未有定论。真琴富永教授的研究结果表明，体温越高巨噬细胞（对细胞残片及侵入体内的病原体进行噬菌作用从而维持免疫力的细胞）的活动越活跃。我们的身体一旦感染细菌，体温就会上升，免疫系统会做出反应，够激活体温感知蛋白质，最终促进巨噬细胞的噬菌作用。简而言之，体温上升能够使吞噬坏细菌的巨噬细胞活跃起来。

近来，日常体温不到36℃的低体温症患者越来越多。如果置之不理的话，说不定会引起各种疾病。但是，大部分人却并不了解体温的重要性。体温低容易患上感冒、慢性疲劳、脑梗死、心肌梗死、胆结石、尿道结石等疾病。

实际上，当孩子免疫系统出现问题时，身体发出的信号就是体温的异常。身患感冒或肺炎时，身体发热的原因就在于免疫反应，即身体状况不好的警告和治疗反应。而身体变暖的话新陈代谢就会顺利进行，免疫力也会随之增强。

另外，我们可以将"体重的增加"看成"水分的增加"。水分在身体内堆积就像被雨淋了一样会导致体温下降。体温下降会使体内的脂肪、胆固醇、糖分等热量的燃烧变得缓慢，这将导致残余物质留在血液当中，引发高脂血症和高血糖症。这就是川岛博士所说的"1℃体温的秘密"。

日常生活中提高体温的实践方法

酶是促进体内新陈代谢所必需的元素，为了激活酶必须将体温维持在36.7℃～37℃。现代人的体温不断下降的原因在于以低营养、高热量食物（垃圾食品）为代表的西化饮食习惯，使血液变稠，血管中的脂肪和蛋白质浓度升高，使血液循环产生障碍。另外，肌肉是身体中产生热的主要部分，但是肌肉量的不足和各种冷气设备的发达，以及日常生活中的压力等成为"低体温症"的主要起因。

无论男女老少，为了体温的上升和维持都必须坚持运动。特别是集中了人体70%肌肉的下半身需要通过步行运动来进行锻炼，这在维持体温效果方面是早有定论的。例如，在公寓和地铁里尽量不乘坐电梯或扶梯，坚持步行上下楼梯也是不错的下身运动。这就是为什么肌肉较多的人体温下降的速度更慢，体内热度维持的时间更长的原因。

此外，要想提高体温，没有比半身浴更好的办法了。半身浴的最佳温度是在38℃～40℃。将身体浸泡在高度到达心口处的温水中30分钟左右即可。要想增强效果，就在水中放一些天然沐浴露。例如，将一个生姜捣碎之后放在布里面包好放入水中，或者在浴缸里放入500克左右天日盐，这样身体会更容易发热。另外，还可以选择在脸盆里接满42℃的热水，进行10～15分钟的足浴或手浴等浸泡身体某一部分的方法来提高体温。连续3周以上，坚持每天如此，才能见效。

有观点认为半身浴对孩子无益，其实在38℃左右的温水中浸泡20分钟以内的话，孩子不会有什么大问题。当然，孩子比成年人新陈代谢更为活跃，因此我们可以不必使用半身浴的方法来促进血液循环。

快速提高体温的食物

想要提高体温，选择正确的食物和运动同样重要。

洋葱能够将摄取的盐分排出体外，不仅能够让身体温暖起来，还有利于调节身体中的盐分含量。另外，洋葱中含有黄酮类物质成分和名为半胱氨酸的衍生物，能够使血管更健康，促进血液循环。

对于经常因消化不良引起呕吐和腹泻的人来说，生姜是能让身体温暖起来的食物。生姜有利于治疗感冒这类疾病，从古至今就被当作退热药使用，发热的时候在用生姜煮的水中加入蜂蜜，饮用后能起到退热效果。孩子不爱吃生姜的话，可以将生姜切成碎末后放入白糖，然后做成传统饼干给孩子吃，又或者和大枣、蜂蜜一起煮茶喝也可以。

对孩子而言最佳的营养零食——栗子也是暖身食品之一。栗子能健脾强胃，帮助消化，含有丰富的碳水化合物、蛋白质、钙等各种营养成分，有利于补充体力。

南瓜含有维生素A、各种无机质、纤维质、碳水化合物，南瓜子中还含有必需氨基酸，所以南瓜不仅有利于健康，还是暖身食品中首屈一指的食物。

红参是具代表性的暖身食品，常被用于药品当中。红参的抗氧化作用较优，因此有利于体内废物的排出，帮助预防现代人常患的各种生活习惯疾病。红参可以熬着喝，也可以将一段红参根放在4升水中进行熬煮至水量减少到2升后服用，不仅能预防疾病还能维持体温。

苹果含有丰富的有机酸，因此有利于消除疲劳。苹果中的果胶成分能够软化肠道，促进肠道蠕动，有助于缓解慢性便秘，还能升高体温。顺带一提，我们还要记住菠萝、香蕉和生菜等是降低体温的食物。

天日盐也是比较具代表性的发热食品。天日盐和一般食盐相比，氯化钠含量低10%～20%，而钙、镁等对身体有益的无机质十分丰富，因此能够改善血液流动、降低血压。除此之外，韭菜、葱、蒜、牛蒡、莲藕、山药等根茎蔬菜，黑豆、黑芝麻等"黑色食物"都是有利于提高体温的阳性食物，我们最好一一记下。

低体温症的人如果经常吃冷食的话会使内脏温度变得更低，因此最好避免。内脏温度低不仅会使消化、呼吸不畅，还会降低整个身体的免疫力。

希波克拉底曾说："无法自愈的疾病可以吃药，吃药治不好的病可以做手术，做手术没用的病就用体温来治愈吧！"病从寒中来。过敏性肠道患者通常腹部冰凉，患有间歇性腹痛，而且手百分之百都是凉的。因此对体凉的人来说血液循环和体温的维持十分重要。

1℃体温决定身体好坏，我想这有力地证明了决定大事成败的往往都是一些细微之处，即"千里之堤，毁于蚁穴"这一平凡真理。

09

增强免疫力的方法

让我们帮病恹恹的孩子增强免疫力！如果你想从今天开始就实行免疫力增强计划，那么现在正看着这本书的你已经是好父母了。

我小时候是在乡下长大的，还记得和伙伴们玩泥巴、碰脏东西、在外面肆意奔跑的童年。和那时候的孩子比起来，现在的孩子就像温室里的花朵一样娇嫩，而且城市里的孩子比乡下孩子更易患哮喘、特应性皮炎、鼻炎等疾病。城市里长大的"温室花朵"因为从未尽情奔跑，所以运动量不足、肺活量较小、耐力较弱、容易累。

自然中存在无数的微生物，人类和这些微生物共存于世，有时我们还会从这些微生物中获得帮助，增强免疫力。城市的孩子就无法尽情享受自然和肆意奔跑吗？为了增强孩子的免疫力我们能做些什么呢？

摄取维生素E

维生素E无论对老人还是孩子都好处多多。维生素E不仅能够改善更年期症状和神经末梢血液循环，而且具有减少活性氧、降低胆固醇和防止长斑等效果。在日常生活中，维生素E可以在坚果类或植物油中摄取。具体来说，有杏仁、榛子、花生、葵花子、瘦肉、乳类、压榨植物油等。

含维生素E的食物在空气中容易被氧化，而食物被氧化之后，大部分营养素都会遭到破坏。因此，在摄取含维生素E的食物时，一定要吃新鲜的。人们通常认为不易变质的坚果类不宜放置太久的原因也就在于此。

有规律的运动

运动不足不仅不利于孩子的成长发育，还会使孩子的体温和免疫力下降。现在的孩子总是习惯于在室内活动，让我们几乎都快想不起来孩子在小区里奔跑的声音了。长期待在家中必然导致免疫力下降，这一点与上文的体温理论是相同的道理。

轻微的运动可以升高体温从而增强免疫力。不仅如此，运动还能增强孩子的柔软性，从而减少在生活中受伤的概率。运动能促进免疫细胞和血液循环，血液循环顺畅能使打败病原菌的白细胞数量增加，利于孩子健康成长。

增强免疫力的泥巴游戏

城市中难以找到在泥土中摸爬滚打从而自然培养免疫力的机会。环境污染让我们乡村的泥土都陷入遭到怀疑的可悲现实当中。作为替代方案，最近为了帮助特应性皮炎症状严重的孩子增强免疫力，有很多地方都准备了供孩子"玩泥巴"的场所。泥巴游戏不仅能增强孩子的免疫力，还有利于孩子的精神建设，是一种有效的心理治疗工具，并因此备受瞩目。

还有不少地方和社区携手促成"玩泥巴"项目，相关信息在网上都能轻易查到。虽然去其他地方旅行也不错，但是带着孩子踏上通往清静乡村的"免疫力培养之旅"会如何呢？这样做还能让孩子了解到大自然的价值，一举两得，何乐而不为呢？

冥想

1993年，美国国家卫生研究院下属替代医学（Alternative Medicine）研究所增加了对冥想研究的经费支持之后，关于冥想的科学研究才不断活跃起来。2009年，美国哈佛大学医学院教授克里斯托弗·古默访韩，告诉广大韩国民众："正念（Mindfulness）是一种佛教冥想修行法，在美国被广泛运用于心理治疗，有40%以上的心理治疗都在使用冥想法。"

冥想能使大脑产生变化。大脑在受到刺激之后，脑中的神经细胞就会发出电磁波。这些电磁波聚在一起以特定形态出现就形成了脑波。脑波表现为数百万个脑细胞活动不断增加的波形。科学家就是通过脑波的变化来推测内心变化的。

冥想时出现的脑波被称为"θ波"。长期进行冥想修行的人即使平时不在冥想的状态时也能轻易呈现 θ 波。一般人也会在洞察某事或进行创意性思考的时候产生这种脑波。

重要的是冥想能够增强免疫力。某项研究以进行"正念"冥想的人为研究对象，对他们注射流感病毒之后血液中形成的抗体数量进行调查，结果显示他们比不冥想的人产生的抗体数量要多。而且，即使身患流感，进行冥想的人的病情症状也相对较轻。这一点和另一研究结果是一脉相承的，即情感决定点偏向左前额叶的人免疫力更强。除了冥想，瑜伽或腹式呼吸也能使交感神经安定下来，促进淋巴细胞活动，增强免疫力，将每个免疫细胞所带的自然治愈能力发挥到最大。

现在的孩子从小就因成绩和父母的期待而受到多重压力，而冥想不仅可以达到增强免疫力的明显医疗效果，还能让孩子养成管理身体和整顿内心的习惯，成为帮助孩子进行精神循环的"自我治愈法"。

有利于增强免疫力的食物

1.发酵食品

发酵食品是增强免疫力的最佳食品。发酵食品通过将血液变成弱碱性从根本上使体内的杂质排出，来维持肠道细菌的平衡。同时，发酵食品还能强化和激活细胞，促进消化，提高对病原体的抵抗力。因此，我们应该坚持让孩子吃一些泡菜、大酱、品质较好的乳酸菌饮料。

2.糙米和杂粮

糙米中含有的阿拉伯糖基木聚糖（Arabinoxylan）成分有助于增强免疫力，特别是对癌症、乙型肝炎、风湿病等痼疾的治疗有好处。糙米中还含有各种丰富的维生素和矿物质，能够分解、排出身体里的有害物质和废物，因此对便秘和肠胃疾病颇有疗效。此外，糙米还能让人肤色红润，有利于皮肤美容。

杂粮也具有增强免疫力和癌症抵抗能力的效果，特别是其中的纤维质能够促使体内致癌物质、重金属、胆固醇等物质的排出。经常食用杂粮能够预防生活习惯病和肠道疾病。

3.大蒜

大蒜含有大量氨基酸，抗氧化作用较强，能增强免疫力。此外，大蒜还具有抗微生物的作用，能促进白细胞活动，清除细菌或寄生虫、霉菌、病毒等。得益于这种功效，大蒜被充分运用于治疗酵母菌感染、感冒等疾病中。大蒜还能降低胆固醇数值，维持心脏健康。大蒜中的挥发性物质蒜素（Allicin）能够防止肿瘤产生，并有助于B族维生素的吸收，促进能量代谢，具有强烈的杀菌效果，能够保护体弱的孩子不受病毒侵害。

4.红参

把人参蒸过之后再晾干制成的红参中含有皂苷、维生素、酶、抗氧化物质、氨基酸等对身体有益的成分。这使得红参具有出众的抗氧化能力和增强免疫力的效果。红参能够清除体内累积的废物，预防各种生活习惯病。我们可以选择性地为孩子买一些市场上的儿童用红参产品。

5.菌类

菌类中与免疫力关联最深的要属白桦茸（Chaga，即桦树菇类）。白桦茸中含有的β-葡聚糖（β-glucan）和多酚类（Polyphenol）成分能够强化人体内的免疫细胞，使身体能够自行战胜癌症。

6.黄色的水果和蔬菜

像香蕉和甜南瓜这种黄色系的水果和蔬菜中含有大量类胡萝卜素。这种元素能够保护被活性氧损伤的细胞，具有抗氧化功能，在提高免疫力方面也能起到非常重要的作用。

7.黄绿色蔬菜

黄绿色蔬菜中含有能够排毒的植物性纤维和清扫活性氧的β-胡萝卜素。β-胡萝卜素通过增强孩子的免疫力来帮助他们自行战胜各种感染或疾病。

8.绿茶

某项研究结果表明，绿茶有助于调节体内炎症，改善免疫力，甚至还有预防癌症的效果。绿茶能够增加抑制自我免疫系统疾病发生的"T淋巴细胞"的数量，大大帮助预防相关疾病。我们最好在孩子想喝可乐或碳酸饮料的时候劝他们喝点儿绿茶。

9.背部为青色的鱼类

爱斯基摩人几乎没有得动脉硬化和心脏病的，原因就在于他们长期食用青花鱼、沙丁鱼和秋刀鱼等背部是青色的鱼类。这类鱼富含鱼油，鱼油能够阻挡血小板附在血管壁上，具有扩张血管和恢复受损血管的功能。一提到背部青色的鱼，我们就能联想到欧米伽3脂肪酸，因其能够强化孩子的免疫系统，所以我们最好不时给孩子做一些这类料理。不过，背部青色的鱼类如果吃太多，可能会引起汞中毒，因此也要注意不能多吃，特别提醒那些超级爱吃金枪鱼罐头的孩子的家长注意。

10.维生素C和蜂蜜

维生素C有助于能量的代谢，强化白细胞的功能，增强免疫力，所以孩子多吃苹果或橘子这类富含维生素C的食物对身体有益。蜂蜜在增强免疫力、削除疲劳方面效果显著，以"健康食品"为人所知，它能促进白细胞的免疫反应，并能预防感冒。

另外作为参考，牛奶虽然是含有丰富的蛋白质、脂肪和碳水化合物的完美食品，但是有观点称牛奶可能引起缺铁性贫血和特应性皮炎，因此受到争议。牛奶和乳制品有利于增强免疫力的证据并不明确，因此最好和医生商量好再吃。

免疫力强化食品

"增强免疫力"在健康食品市场中是一个相当重要的概念。但是，与大家所了解的不同，韩国国内受到公开认证具有免疫力增强功效的食品原料其实并不多。食药厅认证的增强和维持免疫力的食品原料共有四种，分别是：红参/人参、芦荟胶、含有烷氧基甘油（Alkoxy Glycerol）的鲨鱼肝油，以及活性己糖相关化合物。除此之外，含有香菇或桑黄的产品在增强免疫力的功能方面也得到一定认证。

但是，香菇或桑黄中并不是所有成分都受到认可，因此在购买时要注意。以下就是受到食药厅认证的有增强和维持免疫力功能的食品原料。

1.红参/人参

红参/人参中含有丰富的人参皂苷（Ginsenoside），在增强免疫力和消除疲劳方面有特效，这在各种研究中均被证实。因此，长期以来，红参都位于健康功能食品市场销售排行榜的畅销产品行列。

2.芦荟胶

大家只知芦荟胶对皮肤有益却不知它还具有增强免疫力的效果。芦荟胶不仅能够增强身体免疫力，还含有丰富的水分和纤维质，因此对便秘也十分有效。当然，芦荟胶的保湿、修复效果已经为世人所知了。

3.含有烷氧基甘油的鲨鱼肝油

韩国健康功能食品协会称烷氧基甘油是一种对人体免疫反应起重要作用的物质，其可以刺激骨髓从而增加白细胞、血小板等免疫因子的生成，强化人体抵抗力。

4.活性己糖相关化合物（Active Hexose Correlated Compound，简称AHCC）

活性己糖相关化合物是在培养香菇菌丝体的液体中加入果胶酶（Pectinase）和蛋白酶（Protease）等物质后，进行灭菌、冻结、干燥而成的物质。日本有700多家医院都在使用活性己糖相关化合物作为免疫力增强剂，美国哈佛大学医学院附属福克纳医院和耶鲁大学、哥伦比亚大学医学中心也将活性己糖相关化合物当成辅助剂，用在增强癌症患者免疫力上。

孩子因为免疫力较弱而比大人更容易生病。感冒不仅仅只是感冒而已，还有可能会发展成肺炎。孩子对外部环境的抵抗能力非常弱，虽成长飞速，但是身体和组织都还处于未成熟的状态，再加上免疫系统较弱，使孩子对外部环境的威胁十分敏感。不仅如此，现在的孩子又不能通过在地上爬来爬去等方式自行增强免疫力，因此他们才会更加毫无防备地暴露在充满无数污染物质的环境当中。

222

因此，父母要保证孩子有健康的饮食、卫生的游戏空间、适当的运动和充足的睡眠，帮助孩子正常地成长和发展。这些关心和付出都是为了增强孩子的免疫力，保持孩子的身体健康。

10

让每一天都远离毒性物质

梦想一种顺应自然的生活，一种人类创造的文
明不再破坏自然、而自然也不再威胁人类生命的新
生活。

金贤珠女士有一个8岁的女儿和一个4岁的儿子。她早上一起床就会把
家中最大的窗户打开。为了不打扰需要充分睡眠的孩子们和丈夫，她总是
先把厨房和客厅的窗户打开换气。稍微有些湿气的清晨空气，让家里经过
一晚上而显得闷热的空气和家人的心情都变得好起来。

金贤珠女士不久前搬家到了新的公寓。她在选择居住小区的时候最看
重的就是周围有没有树木或山。幸好让她选到一个背靠北汉山建造而成的
公寓。

金贤珠一家是在天气逐渐开始变热的5月份搬进新家的，但是他们在搬
进新家之前最先做的一件事就是将新家的保暖器打开，整整一个星期他们

都开着保暖器烘烤新家，并把家里的窗子都打开来透气。新壁纸、新家具和新地板看起来都是那么干净鲜亮，但是相较而言更重要的是消除新产品的毒性，所以金贤珠到现在还是不忘每天早上打开窗子让房子通风透气。

今天是女儿学校组织去郊游的日子，所以一大早金贤珠就要先帮孩子准备好便当。她把昨天在市场上买的新鲜牛蒡切好，加入家里自制的酱油炖好，以此作为紫菜包饭的材料。她还用水简单洗了一些没有打农药的长得不怎么样的水果，切好之后装在饭盒里。最后她把自己家煮好的大麦茶放凉之后倒入水壶，供孩子口渴时饮用。

卧室里，丈夫已经起来准备上班了。丈夫每天都洗头，但是不用洗发露，因为他不使用发胶或发蜡，所以没有必要用出泡沫的洗发露来洗头。不过，由于头发在上下班路上会沾上煤烟和灰尘，所以丈夫每天早上和晚上会用清水冲洗头发或者偶尔使用天然肥皂来洗头。自从不用洗发露之后，丈夫头皮问题也好了很多。贤珠因为听见丈夫抓挠皮肤的声音，所以拿出放在冰箱里的绿茶水递给了浴室里的丈夫。丈夫的皮肤十分干燥，所以不能使用剃须水，而是在刮完胡子之后用绿茶水洗把脸而已。

接下来孩子们起床了。女儿已经会自己起来洗漱穿衣准备上学了。突然，把要穿的衣服拿出来的女儿皱起了眉头。

"妈妈，衣服毛毛糙糙的！"

不久前，金贤珠开始在洗衣服的时候不使用纤维柔顺剂，结果衣服晒干之后不再柔软了，女儿正是因此而发脾气。但是，穿好衣服、整理好书包、吃完早饭以后衣服就自然变柔顺了，女儿到那时也就不再记得自己因衣服不柔顺而发火的事情了。

儿子挑食非常严重，自从家里不再吃快餐食品而只选择一些有机绿色食品之后情况更严重了。刚开始几天，儿子在客厅地板上要赖非要吃香肠，可现在无论是菠菜还是大酱汤都吃得很香。儿子是在看到家人吃得津津有味的模样之后，不知不觉地也悄悄坐下吃了起来。虽然儿子还是偶尔会在大家外出的时候缠着要买汉堡包，但是可能是口味发生变化了，买汉堡的要求没有以前那么强烈了。

孩子们上学、上幼儿园，丈夫上班之后，贤珠就打开电视一边看电视剧一边打扫起来。听说家里的灰尘和螨虫会引发过敏症，因此她每天打扫的时候首先要做的就是抖落抖落被子，将被子上积攒一晚的从身上掉下来的皮质抖落干净之后，再放到阳台上接受阳光暴晒。

将吃完早饭之后，用过的锅碗瓢盆在水槽里浸泡一会儿，平底煎锅和电磁炉就用小苏打擦洗即可，然后在锅中放入加了食醋的水煮一煮，煎锅马上就焕然一新了。贤珠经常打扫浴室。以前她总是一周打扫一次，用清洁剂等合成洗涤剂的确能够干净地去除污垢，但是不使用洗涤剂而是每天一点点擦洗，然后经常开门通风透气的话，几乎不会产生什么污垢。即使偶尔产生水垢，她也会用小苏打和食醋进行擦洗，效果非常好。

午饭的时候，儿子从幼儿园回到家之后缠着妈妈要吃冰激凌。于是，贤珠从冰箱里拿出坚果和草莓打算和孩子一起做冰激凌。给儿子穿上儿童用围裙之后吩咐他打鸡蛋白直到打出泡沫。儿子乐在其中，高兴地拿着发泡器搅来搅去。

"哇！鸡蛋出泡沫了！妈妈，妈妈，我们可以用这个玩肥皂泡泡游戏吗？"

金贤珠下午和住在隔壁单元的妈妈一起出去做运动。妈妈总说自己年纪越大身体就越来越迟钝，所以决定每天在公寓周围散步30分钟。贤珠和妈妈戴上遮阳帽，穿着轻便的运动衫在后山散起步来。虽然时间并不长，但是能在城市一边感受绿色的大自然一边散步，身体好像都轻盈了起来。

难得接到丈夫说今天不加班会早点儿回到家的电话，金贤珠决定为丈夫准备些保养食品。说是保养食品，但也不过是一桌"大蒜宴"。拿出爽口的大蒜酱菜放在桌上，即把整颗大蒜放在火上烧烤之后做成大蒜串，并在上面抹上酱料。在从济州岛买来的黑猪五花肉上抹上大酱，再在里面放满大蒜和葱一起蒸，这样蒸出来的蒜香就能去除猪肉的油腻味了。孩子不太爱吃整颗大蒜，所以就把大蒜和肉切得碎碎的放进打烂的鸡蛋里煎成蛋饼，这样孩子们就不知道里面有蒜而吃得特别香。

整天看着电脑坐在椅子上工作的丈夫最近总是感到疲劳，而且有点儿发胖，血压升高，胆固醇数值也不断上升，所以贤珠经常在做饭的时候用各种方式放入大蒜。大蒜不仅能够降低胆固醇而且有利于预防癌症。不仅如此，大蒜还能够增强免疫力，所以为了昼夜温差较大的时候特别容易得感冒的孩子们，金贤珠总是努力想办法让孩子们多吃点儿大蒜。

晚饭吃饱之后，丈夫开始整理可回收利用的垃圾了。塑料产品家里不经常使用，家里也不买那些装在一次性包装容器里的食物，所以可回收利用垃圾特别少，这让负责整理可回收垃圾的丈夫喜笑颜开。塑料用品一减少，可回收的几乎就只有牛奶盒了。丈夫把牛奶盒洗净擦干之后，把孩子们叫到一起，打算跟孩子们一起完成女儿的家庭作业——制作信箱。

丈夫笨拙地、小心翼翼地剪开牛奶盒，女儿在红色彩纸上涂抹着，本来在里屋的儿子也来到客厅喊着："我也要！我也要！"拿着牛奶盒摸来摸去。

贤珠一边看着丈夫和孩子们，一边在沙发上坐着休息起来。回想着一整天的金贤珠将目光透过阳台窗户放在了对面楼层的一家人身上，她看见有人坐在客厅里吃着水果，还看见走进卧室打算哄孩子睡觉的爸爸。月亮升起来了，家家户户的灯也一盏接一盏地灭了。

结束语

健康就在日常生活中

　　我现在是一名在医科大学进行化学物质毒性影响研究的专职研究人员。24年前，我摘下了家庭医学专业医师的头衔，转而在地方为有困难的市民治病。后来，我和一群对一味追求金钱利益的医疗现状感到怀疑的青年医疗会同事，以及医院的同事们一同凑钱建立了非营利性医院，一心一意地为照顾地方人民的健康而努力。

　　乘着再开发的风潮，不少新的公寓楼被建立起来了，但是当时仁川富平区日新洞在仁川还是颇为有名的贫民窟。这里本来就是收入水平较低的人聚集的地区，所以没有一个医生，是一个被忽视、被遗弃的地方。在那里进行的医疗活动为我迎来了人生的转折点。

　　受到家人遗弃的空巢老人孤独地在破旧的木板房子里忍受着病痛缠身，没有正常的饮食，也无法得到正常的治疗，长期受着褥疮的折磨。过去在工作的时候患病没有得到妥善治疗以至于最后丢了工作沦为贫困阶层的工人也不计其数。

　　最大的问题要数那里的孩子了。贫困儿童在恶劣的居住环境中饮食质量非常差，以至于孩子的营养状态普遍较差，哮喘或过敏性疾病司空见惯。孩子的父母大多都是双职工夫妇，所以没有余力正常照顾孩子的饮

228

食，他们只能靠方便面或即食食品来解决一日三餐。孩子的生活现状着实让人不忍目睹。当时，我在极度贫困人群的聚居地区照顾当地居民身体健康的同时，再一次深刻领悟到人类所患病痛大部分都是源于错误的饮食习惯和生活中的各种毒性物质的侵害。

有一次，一个身体和脸部皮肤发疹十分严重的四十多岁男子和他妻子一起来到我的诊疗室。该名男子全身长满了像青春痘一般的疹子，他告诉我他的大腿酸麻，感觉迟钝，总是不时地抽筋，这让他感到十分痛苦。四十多岁的人怎么会长青春痘呢？根据我的临床经验实在难以解释这名患者的症状。该名患者从来没有做过什么特别的工作，也没有碰过什么化学物质，只是在越南战争参战几年之后开始出现这种症状。患者大腿力量变弱，走路不便，以至于没有办法找到像样的工作，因此十分痛苦。

充满疑惑的我查阅了大量国内外文献之后发现，这种症状大部分出现在越南战争参战军人的身上，是一种氯痤疮和末梢神经病，起因是战争时使用的落叶剂中含有二噁英这一剧毒物质。二噁英侵入人体之后会长时间停留在体内，引发癌症、神经疾病、代谢障碍、皮肤病等各种疾病。有报告称，落叶剂的毒性能够一直传递到受害者的儿辈和孙辈等后代身上，因此参战军人的孩子患有先天性畸形的可能性非常高。果然，该名患者的儿子也患有末梢神经病，腿部无力无法长期行走，给日常生活带来了诸多不便。

满身疮痍的丈夫和患有先天性障碍的儿子让患者的妻子饱受艰辛，谈到长期以来的艰难遭遇她不禁泪流满面。在国外，从战场归来的士兵都能够得到相应治疗甚至补偿，而这一家人又何罪之有需要受到如此对待呢？在痛苦中一路走来的患者及其家人着实让见者心酸惋惜。

我认为这是不正确的。我找到曾经调查研究过落叶剂流行病学的凯特·詹金斯博士的联系方式，并亲自给她写了一封邮件，请求她给我发一份与落叶剂相关的调查报告书。拿到报告书之后我同基督青年医疗会会员们一起将其翻译过来递交到国会、政府、市民团体，发起了一场市民运动，旨在制定给落叶剂受害者提供合理治疗和补偿的相关法律法规。在大家不懈的努力之下，国家最终制定并通过了《落叶剂后遗症等患者支援和团体设立相关法律》。

当看见患有落叶剂后遗症的患者们时，再一次让我们更加确信，人类患有的疾病大部分都是可预防的。因此，医疗工作人员和当地居民同心协力推进了"医疗生活协作组织"（以下简称"医疗生协"）的成立。我以"村主治医"自称，为了创建一个健康的村庄率先站出来对当地居民进行医普教育，希望当地居民能够懂得如何维护自身身体健康，预防疾病。如此问世的安城医疗生协和仁川和平医疗生协成为韩国首创的医疗生协，迈出了维护贫困地区人们身体健康的第一步。

和家人朋友一生同行

我们偶尔会有这样的时候，身体不舒服，去医院看病却被告知"没有任何异常"。疼得受不了，医院却说没有特别原因，这的确会让我们感到郁闷无语。这是为什么呢？

医院总是将致病和改善症状放在首位，因此对在疾病给身体造成功能损伤之前的状态关注并不大。西方医学的发展以治疗医学为中心，因此这可以看成预防医学尚不发达所导致的。值得庆幸的是，在韩医学这类传统医学当中，有许多保护身体功能，旨在提高身体自身免疫力的处方。因此我希望能够将西方医学和韩医学之间的区别放在一边，通过科学技术重新解释自然医学和替代医学，促进二者共同发展。

本书介绍了各种各样科学的方法，教会我们在日常生活中进行自我解毒，保护身体的各项功能，维护自身健康。本书力图将正确的饮食、适当的运动、解毒和微笑疗法等维护身体健康的方法生活化，让任何人都能够轻易效仿和实践。

在此书出版之际，我想对在生活中坚持不懈和各种危险因素战斗并给予我灵感的医疗生协成员和医疗工作人员表示衷心的感谢。他们不满足于治愈症状的对症性治疗，在寻求解决蔓延整个社会的慢性疾病和生活习惯疾病方案的道路上不断努力，帮助我获得新的认识和实践方法。

医疗生协的医疗工作人员并不只依赖于高价的检查和药物治疗，而是竭尽所能灵活地利用了各种对健康有益的生活处方，并且长期以来致力于自发制定的主治医制度和疾病的预防，为了创造出韩西医结合的新方案而不遗余力。在慢性疾病不断增加而医疗费用却愈发上涨的商业化医疗系统中，一心只为健康的他们就像宝石一般耀眼。市民和医疗专家齐心协力的话没有不可战胜的困难。

科学技术如果不受控制反而会给人类的健康带来巨大威胁，面对这一现状，即使只是微薄之力、即使成效甚微，我们也希望能够创造一个你我共存的未来、一个充满希望的未来。

林钟翰
于研究室

附 录

阅读食品包装说明的方法

1.确认生产日期和有效期是基本方法。

2.确认存放方式是冷冻还是冷藏之后再放进冰箱。

3.在购买火腿肠之前确认猪肉含量，购买鱼丸之前确认海鲜肉含量，购买大豆产品之前确认黄豆含量。

4.确认一下一包的克数以及产品是由哪些营养成分组成的，营养成分表的阅读方法会在下文进行具体介绍。

容易产生误解的说明

1."植物性脂肪"：虽然没有胆固醇，但是每一克的热量约达38千焦之多，因此也需要引起注意。吃太多低脂肪食品也会摄取较高热量。

2."无糖"：确认产品中是否添加了其他的甜味剂，例如果糖、山梨糖醇、木糖醇等，这些甜味剂含有的热量约为8千焦/克~17千焦/克。"不加盐"或"不加糖"的情况虽然没有人为添加糖盐成分，但是食品本身含有钠或糖的可能性较大，所以也要注意。

3."不添加人工色素"：有些产品特意在包装上标记出来这种会

让人产生其他产品中添加了人工色素的错觉。例如，按照规定，辣椒酱中本来就是不允许添加人工色素的，但是也可能会出现"不添加人工色素"的标记。

4."零热量"：热量不足21千焦的食品通常会标记上0千焦的标志。因此，我们不要盲目相信包装上的热量数值，注意摄取量。

营养成分表的5大秘密

食品药品安全厅为了国民的健康饮食习惯，将加工食品的营养成分表标注进行义务化。营养成分和原材料一样，是我们在选择加工食品时的最重要标准，但是能够正确阅读营养成分表的人少之甚少。下面就为大家介绍正确阅读营养成分表的5种方法。

1.一小包含量的陷阱

我们通常在看营养成分表的时候最先看的是"热量"，但是事实上我们首先需要注意的是每一小包的含量。根据食药厅公告的《食品标记基准》，营养成分的含量必须以一小包供给量或100克（100毫升）为基准进行标注。但是大部分产品的一小包含量比起产品总体的含量而言太过微不足道，因此我们计算热量的时候要确认产品总净含量之后再进行计算。

2.碳水化合物的营养素参考值的陷阱

营养成分表中通常会标记碳水化合物的营养素参考值，但是糖类含量不会另行标注。这就是我们容易陷入陷阱的地方了。世界卫生组织建议的每日糖分摄取量是成年人50克，儿童35克。绝对不要将碳水化合物的营养素参考值误认为是糖类的营养素参考值，而是要准确地看清楚糖的类别，以及它的性质。

3.脂肪标记的秘密

人们通常都对"热量"和"脂肪"非常在意。这是因为我们都只将营养成分表看成帮助节食减肥的一种辅助工具。但是，既然已经看过热量数值，脂肪本身的含量就没有什么太大的意义了。而且，脂肪是人体必需的营养成分，所以适当摄取也是十分重要的。"脂肪"一项中我们必须要确认的是饱和脂肪还是反式脂肪。

脂肪大致可分为不饱和脂肪和饱和脂肪。不饱和脂肪被认为是好的脂肪，因此不会单独进行标记说明。反之，饱和脂肪会增加有害胆固醇的含量，导致动脉硬化等循环系统疾病。比饱和脂肪恶劣两倍的是反式脂肪，它不仅会增加有害胆固醇含量，还会减少体内有效胆固醇的含量，破坏身体的健康。

不仅如此，反式脂肪还是引起动脉硬化、心绞痛、心肌梗死和促进老化的罪魁祸首，是增加肝炎、乳腺癌、胃癌和大肠癌发病率的最危险的成分。为了我们的身体健康，我们十分有必要确认产品营养成分表中所标识的脂肪是不是"饱和脂肪"或"反式脂肪"。

4."0"的秘密

营养成分表中的"0"并不是真正代表"无"。最近的加工食品营养成分表当中通常是没有反式脂肪的，这是因为在引起较大社会争议之后营养成分表中反式脂肪都被标记为"0"了，但是事实上反式脂肪仍然存在。《食品标记基准》中对"可标记为'0'含量"的标准线进行了另行规定。

反式脂肪含量未达0.2克的情况下是可以标记为"0"的。换言之，即使营养成分表中标记为0克，事实上有可能含量是0.19克。

我们无法忽视这一点的原因在于反式脂肪的每日摄取量建议不能超过2克。如果吃10个含有0.19克反式脂肪却标记为0克的食品，我们就等于摄取了1.9克反式脂肪了。这就是为什么我们说"0"不等于"无"。

有人会反问了，"0克"有没有可能真的是0含量呢？在回答这个问题之前我先为大家讲述一个事实。当某种营养成分含量的确为0的时候标记方法是不一样的。根据《食品标记基准》，当某种营养成分含量的确为0时，将不对该营养成分进行标记或者标记为"无"或"—"。

越是对身体无益的成分越想让人们产生产品里没有该成分的认知，这是生产商的普遍心理。而在包装上标记"0"而非"无"的原因可想而知，不正意味着含量并不是真正的"0"吗？

5.钠含量的真相

钠的每日摄取量最好不要超过2000毫克（5克食盐）。过多摄取钠元素会引起高血压、胃癌、心脏病等症状，因此需要确定好一定的摄取量。营养成分表中之所以对钠的营养素参考值进行标记，就是为了防止过分摄取钠元素产生副作用。但是，营养素参考值实际上并不能表示出充分的信息，这是因为盐分的摄取重要的不是钠元素含量而是摄取的形态。

加工食品中的盐大部分都是精制盐，精制盐是将天然盐进行加工精制之后，对身体有益的矿物质全都流失了的纯度为99.9%的氯化钠结合体。人体无法处理的多余精制盐会对人的大脑、神经系统、血管系统和肾脏等造成伤害。营养成分表中标记钠含量的目的就在于限制食盐的摄取，但这并不是真正对健康有益的做法。

因为好的盐即使摄取较多也不会对身体产生危害，但是不好的盐即使摄取量在建议摄取量范围之内也会对身体造成负担。我们要领悟营养成分表中"钠"一字背后隐藏的含意才能真正读懂营养成分表。